やる気を引き出す8つのポイント

行動変容をうながす保健指導・患者指導

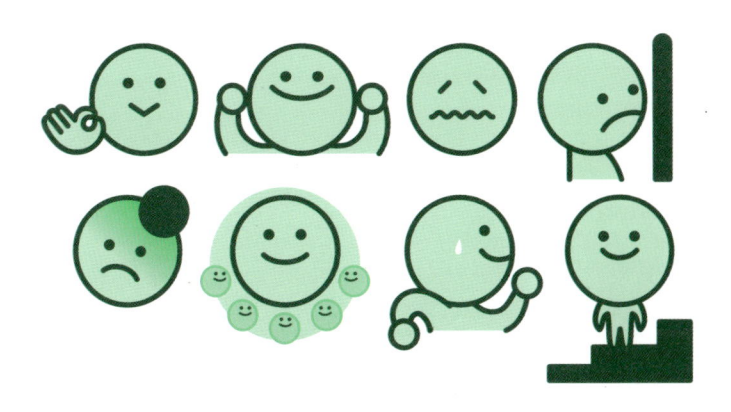

松本千明 著

医歯薬出版株式会社

This book was originally published in Japanese
under the title of :

YARUKI-O HIKIDASU 8TSU-NO POINTO
KOUDOUHENYOU-O UNAGASU HOKEN SHIDOU · KANJA SHIDOU
(The Eight Points for Motivating People
Health Guidance and Patient Education for Promoting Behavior Change)

MATSUMOTO, Chiaki

© 2007   1st ed.

ISHIYAKU PUBLISHERS, INC.
 7-10, Honkomagome 1 chome, Bunkyo-ku,
 Tokyo 113-8612, Japan

はじめに

　保健や医療分野での保健指導と患者指導では，病気の予防や治療のために対象者に生活習慣の改善を勧めても，なかなか「やる気」になってもらえないことが多いのではないでしょうか．そんな中，どうしたら対象者の「やる気」を引き出せるかというのは，現場で指導を行う皆さんの共通の悩みではないかと思います．

　もちろん，"こうすれば必ず「やる気」になってもらえる"という方法はないと思いますが，「やる気」を引き出すポイントというものはあります．

　対象者の「やる気」を引き出すポイントについて，拙著『医療・保健スタッフのための 健康行動理論の基礎 生活習慣病を中心に』（2002）では，行動科学の代表的な7つの理論から説明し，その後の『医療・保健スタッフのための 健康行動理論 実践編 生活習慣病の予防と治療のために』（2002）では，7つの理論を組み合わせて応用する方法を示しました．お陰さまで，両書とも増刷を重ねており，多くの方に読んでいただいています．

　本書では，『健康行動理論 実践編』で示した「やる気」を引き出す8つのポイントについて，さらに詳しく説明をしてコンパクトに分かりやすくまとめました．どちらを先に読んでいただいても結構ですが，保健指導と患者指導で対象者の「やる気」を引き出すポイントを実践的に学ぶために，本書と『健康行動理論 実践編』を合わせて読まれることをお勧めします．

　なお，本書では，健康行動理論の専門用語をできるだけ使わずに，分かりやすい言葉で説明をしています．そのため，"「健康行動理論」と聞くと何か難しそうで……"と思われる方にも，無理なく読んでいただけるようになっています．

　保健指導と患者指導に携わるすべてのスタッフの方に本書を読んでいただき，実際の指導にご活用いただければ幸いです．

2007年11月
松本　千明

もくじ

▶ 序 章　1

1. 健康信念モデル　3
2. 社会的認知理論　3
3. 変化のステージモデル　4
4. 計画的行動理論　4
5. ストレスとコーピング　5
6. 社会的支援　6
7. コントロール所在　6
8. ７つの理論を組み合わせる　7
9. 「やる気」を引き出すポイント　8

▶ 第１章　よ　い　11

　健康になりたいと思っている佐藤さんの場合　14
　シェイプアップしたいと思っている田中さんの場合　15
　健康にあまり関心がない山田さんの場合　16
対象者に合わせた勧め方をする　17
まとめ　19

▶ 第２章　自　信　20

1. "やってみたら自分にもできた"　22
　肥満と２型糖尿病の加藤さんの場合　23
2. "あの人ができたんだから"　25
　肥満と２型糖尿病の山口さんの場合　26
　適当なモデルを選ぶ　27
　モデルが得ているメリットも示す　27
3. "人から励まされた"　28
4. "身体や気持ちの状態が変わった"　28
まとめ　29

00874

第3章　まずい　30

　肥満と2型糖尿病の山下さんの場合　33
　肥満と血圧が高めの佐々木さんの場合　35
　「危機感」をあおりすぎたり，「脅し」になったりしないようにする　37
　実行できそうな行動とセットで勧める　38
まとめ　38

第4章　妨げ　39

　健康になりたいと思っている佐藤さんの場合　41
　シェイプアップしたいと思っている田中さんの場合　42
まとめ　43

第5章　ストレス　44

1. とらえ方　46
　自分にとってどのような性質のものか　47
　どれぐらいうまく対処できるだろうか　47
2. 対処の方法　48
　「ストレス」とうまくつき合えていない藤田さんの場合　49
　「とらえ方」を変えてもらう　50
　「対処の方法」を変えてもらう　50
　「ストレス」とうまくつき合えている川崎さんの場合　52
まとめ　54

第6章　サポート　55

1. 変えた生活習慣を維持するのに役立つ　57
　糖尿病で食事療法を始めた高田さんの場合　57
2. ストレスの影響を和らげてくれる　58
　「ストレス」とうまくつき合えていない藤田さんの場合　60
3. 周りからの「サポート」を活用するための具体的方法　62
　「サポート」を提供してくれそうな人を見つける　62
　その人からどのような「サポート」が期待できるかを考える　63

その人に「サポート」を依頼する　63
まとめ　64

第7章　努力　65

健康状態は自分の「努力」によって決まると考える山崎さんの場合　67

健康状態は「他人の力」によって決まると考える武田さんの場合　69

健康状態は「運」によって決まると考える糖尿病の中村さんの場合　71

まとめ　73

第8章　ステージ　74

1. 「無関心期」の特徴　76
2. 「関心期」の特徴　76
3. 「準備期」の特徴　77
4. 「行動期」の特徴　77
5. 「維持期」の特徴　77
6. 変化のステージに合わせた働きかけをする場合の留意点　77
　1つ先の「ステージ」に進むことを目標にする　78
　「逆戻り」についての対策を考える　78
　「逆戻り」の起きやすい状況を避ける　79
　「逆戻り」の起きやすい状況に対する対処の方法を考えておく　80
　一時的に「逆戻り」した場合には，自分を責めたり，「逆戻り」の原因を意志の弱さに求めない　80

まとめ　81

第9章　まとめ　82

1. 「無関心期」の場合　84
2. 「関心期」の場合　85
3. 「準備期」の場合　87

00874

4.「行動期」と「維持期」の場合　87
　　5.「やる気」を引き出す働きかけを行う場合の留意点　90
　　　　8つのポイントは働きかけの道しるべである　90
　　　　8つのポイントを意識して働きかけを行う　91
　　　　コミュニケーションの技術も重要である　91
　　まとめ　92

文　献　93

付　録　94
　　第1章　よ　い　94
　　第2章　自　信　94
　　第3章　まずい　95
　　第4章　妨　げ　96
　　第5章　ストレス　96
　　第6章　サポート　97
　　第7章　努　力　97
　　第8章　ステージ　98
　　まとめ　99

索　引　100

装丁・本文デザイン／小川さゆり

序章

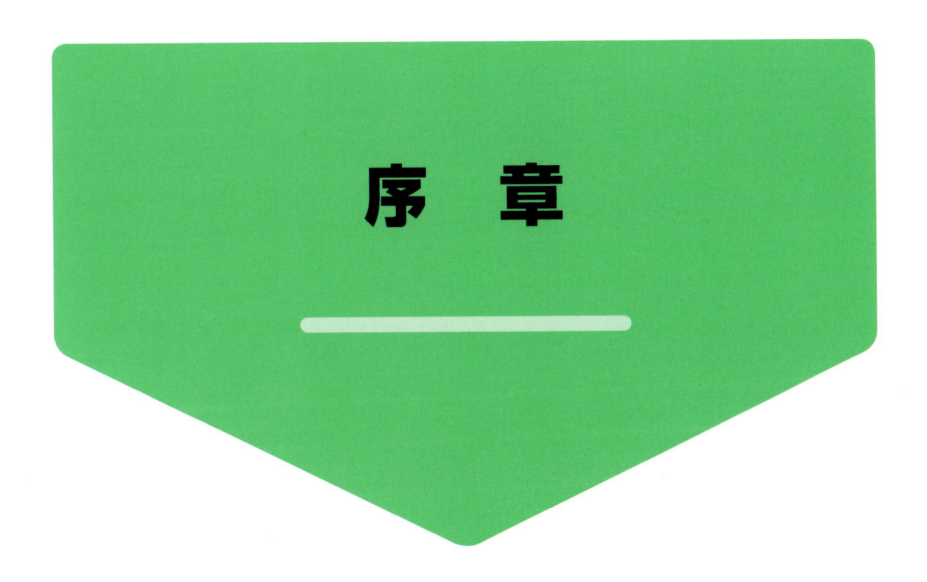

　さっそくですが，人が生活習慣を変えようという「やる気」になるには，満たされなくてはいけない条件があると考えます．保健指導や患者指導を受けて，生活習慣を変えようと「やる気」になった人は，その指導によって，人が「やる気」になるために必要な条件が満たされたのだと考えられます．一方，指導を受けても生活習慣を変えようという「やる気」にならない人は，その指導では，人が「やる気」になるための条件が，まだ満たされていないと考えられるわけです．

　それでは，どんな条件が満たされると，人は生活習慣を変えようという「やる気」になるのでしょうか．その条件が分かれば，それを満たすように働きかけることで，対象者に「やる気」になってもらえやすくなります．つまり，「やる気」を引き出す働きかけのポイントが見えてくるということです．

"どんな条件が満たされると，人は生活習慣を変えようという「やる気」になるのか"については，行動科学のいくつかの理論があります．

拙著『医療・保健スタッフのための 健康行動理論の基礎 生活習慣病を中心に』（2002）では，保健指導や患者指導で対象者の「やる気」を引き出すために役立つ理論として，次の7つを取り上げました．

1. 健康信念モデル
2. 社会的認知理論（「自己効力感」を含む）
3. 変化のステージモデル
4. 計画的行動理論
5. ストレスとコーピング
6. 社会的支援
7. コントロール所在

また，『医療・保健スタッフのための 健康行動理論 実践編 生活習慣病の予防と治療のために』（2002）では，これらの理論を組み合わせて応用する方法を示しました．

本章では，『健康行動理論の基礎』と『健康行動理論 実践編』の復習として，上に示した7つの理論と，それらを組み合わせた「やる気」を引き出す8つのポイントについて，以下に簡単に説明をします．

1. 健康信念モデル

健康信念モデルのキーワードは，「**危機感**」と「**バランス**」です．

ローゼンストックやベッカーによってまとめられた健康信念モデルでは，人が生活習慣を変えようという「やる気」になるための条件として，以下の「危機感」と「バランス」を挙げています[1]．

> **危機感**：このままではまずいという「危機感」を感じること
> **バランス**：生活習慣を変えることのメリットとデメリットの「バランス」について，メリットの方が大きいと感じること

2. 社会的認知理論

社会的認知理論のキーワードは，「**期待**」と「**自信**」です．

バンデューラの社会的認知理論では，人が生活習慣を変えようという「やる気」になるための条件として，以下の「期待」と「自信」を挙げています[2]．

> **期待**：生活習慣を変えると，よい結果につながるという「期待」感を感じること
> **自信**：生活習慣をうまく変えることができるという「自信」を感じること

3. 変化のステージモデル

　変化のステージモデルのキーワードは，「5段階ごとの働きかけ」です．

　プロチャスカの変化のステージモデルでは，人が生活習慣を変えようという「やる気」になって，実際に生活習慣を変えてそれを維持する場合には，以下の5つのステージを通ると考えます[3]．

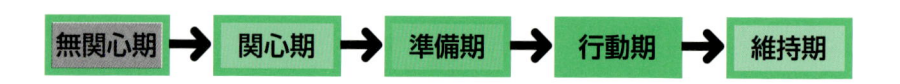

無関心期 → 関心期 → 準備期 → 行動期 → 維持期

無関心期：6カ月以内に生活習慣を変える気がない
関心期：6カ月以内に生活習慣を変える気がある
準備期：1カ月以内に生活習慣を変える気がある
行動期：生活習慣を変えて6カ月未満である
維持期：生活習慣を変えて6カ月以上である

　保健指導や患者指導では，対象者が生活習慣を変えることについてどのステージにいるかを把握し，そのステージに合った働きかけをすることが勧められます．

4. 計画的行動理論

　計画的行動理論のキーワードは，「やる気の3原則」です．

　エイゼンの計画的行動理論では，人が生活習慣を変えようという「やる気」になるための条件として，次の3つを挙げています[4]．

> **よいことだ**：生活習慣を変えることが「よいことだ」と思うこと
> **周りからの期待**：生活習慣を変えるべきだという「周りからの期待」を感じること
> **できそうだ**：生活習慣を変えることが「できそうだ」と思うこと

5. ストレスとコーピング

ストレスとコーピングのキーワードは,「とらえ方」と「対処の方法」です.

対象者がいったん生活習慣を変えた後でも,ストレスがかかった状況というのは,以前の不健康な生活習慣に「逆戻り」しやすいと言われています.そのため,対象者に変えた生活習慣を続けてもらうには,ストレスとうまくつき合ってもらうことが必要です.

ストレスとコーピングの考えは,以下の「とらえ方」と「対処の方法」としてまとめることができます.

> **とらえ方**：ある事柄が強いストレスの基になるかどうかは,その人がその事柄をどうとらえるかによって決まる[5]
> **対処の方法**：ストレスの基にどう対処するかによって,健康状態が左右される

6. 社会的支援

社会的支援のキーワードは，「**気持ち**」と「**物**」です．

社会的支援とは，社会生活の中でやりとりされる支援のことで，英語ではソーシャルサポートと呼ばれます．

いったん変えた生活習慣を対象者に続けてもらったり，ストレスとうまくつき合ってもらうには，周りからのサポートを活用してもらうことが重要です．

周りから受けるサポートは，以下の「気持ちのサポート」と「物のサポート」に分けられます．

> **気持ちのサポート**：励ましや共感，賞賛などを与えてくれること
> **物のサポート**：具体的に形がある物の提供や，問題解決に役立つ情報の提供など

7. コントロール所在

コントロール所在のキーワードは，「**運**」か「**努力**」かです．

健康に関するコントロール所在とは，自分の健康状態が，何によって決まると考えるかということで，次のように分けられます[6,7]．

> **運**：自分の健康状態は，「運」によって決まると考える
> **努力**：自分の健康状態は，自分の「努力」によって決まると考える

さらに,「運」と「努力」の中間の考えとして,次の**「他人の力」**も挙げられます[7].

> **他人の力**:自分の健康状態は,他人の力によって決まると考える
> (例:保健・医療スタッフの腕など)

人が生活習慣を変えようという「やる気」になるための条件として,自分の健康状態は,自分の「努力」によって決まると考えることが挙げられます.

8. 7つの理論を組み合わせる

ところで,実際の保健指導や患者指導では,これらの理論をどのように使い分けたらいいのでしょうか.

ここで,7つの理論を比べてみると,人が生活習慣を変えようという「やる気」になるための条件として,理論は違っても,似たような項目が挙げられていることに気づきます.

そこで『健康行動理論 実践編』では,これらの似た項目を1つにまとめて7つの理論を組み合わせ,人が生活習慣を変えようという「やる気」になるための条件を,以下の図で示しました(図1).

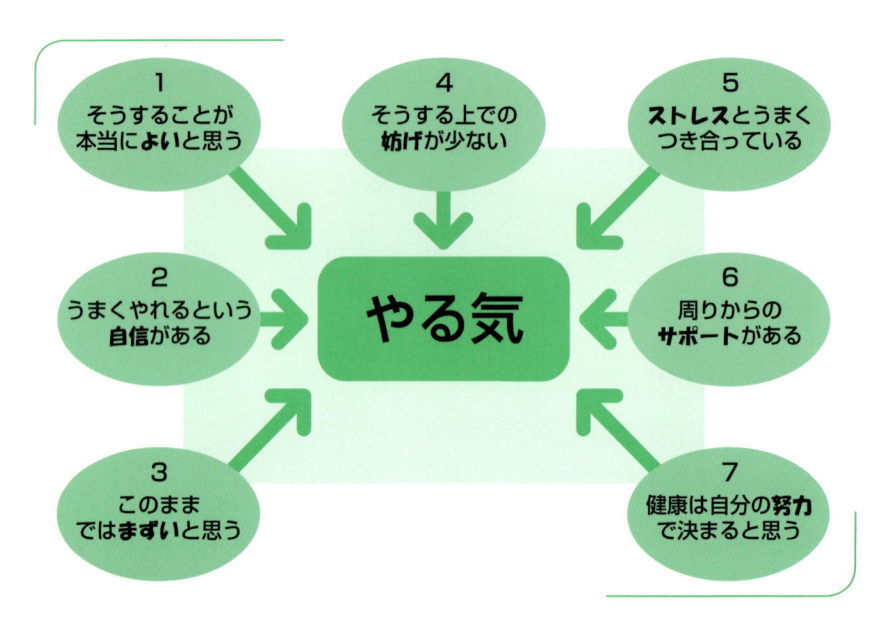

図1　「やる気」になるために必要な条件（文献8）p10の図を一部改変）

図中：
1. そうすることが本当によいと思う
2. うまくやれるという自信がある
3. このままではまずいと思う
4. そうする上での妨げが少ない
5. ストレスとうまくつき合っている
6. 周りからのサポートがある
7. 健康は自分の努力で決まると思う
→ やる気

　対象者に生活習慣を変えようという「やる気」になってもらうには，図1で示した「やる気」の条件を満たすように働きかけることが勧められます．

9.「やる気」を引き出すポイント

　図1の，人が生活習慣を変えようという「やる気」になるための条件を覚えるために，『健康行動理論 実践編』では，以下のようなフレーズを考えました（図1の太字のキーワードをつなげたもの）．

"**よい自信，まずい妨げ，ストレスに，サポート受けて，努力のステージ**"

このフレーズを覚えることで，人が生活習慣を変えようという「やる気」になるための条件が，自然に覚えられることになります．

なお，フレーズの最後の「ステージ」という言葉は，図1には含まれていません．

これは，「やる気」を引き出す働きかけを行う場合には，生活習慣を変えることについて，対象者が変化のステージモデルのどの「ステージ」にいるかを把握し，対象者の「ステージ」に合った働きかけをするということを示しています．

以上より，対象者の「やる気」を引き出すポイントとして，以下の8つのポイントが挙げられます．

「よい」「自信」「まずい」「妨げ」「ストレス」「サポート」「努力」「ステージ」

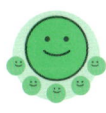

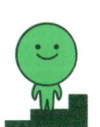

8つのポイントが7つの理論のどれに由来するかということと，それぞれのポイントにそった働きかけの方法について，以下に示します．

8つのポイントの由来

「よい」：健康信念モデルの「メリット」，社会的認知理論の「期待」，計画的行動理論の「よいことだ」

「自信」：社会的認知理論の「自信」，計画的行動理論の「できそうだ」

「まずい」：健康信念モデルの「危機感」

「妨げ」：健康信念モデルの「デメリット」

「ストレス」：ストレスとコーピング
「サポート」：社会的支援
「努力」：コントロール所在
「ステージ」：変化のステージモデル

8つのポイントにそった働きかけ

「よい」：生活習慣を変えることが「よい」ことだと思ってもらう

「自信」：生活習慣をうまく変えることができるという「自信」を感じてもらう

「まずい」：生活習慣を変えないと，このままでは「まずい」と感じてもらう

「妨げ」：生活習慣を変えることを「妨げ」ているものを減らす

「ストレス」：変えた生活習慣を続けるうえで，「ストレス」とうまくつき合ってもらう

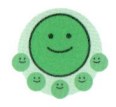

「サポート」：変えた生活習慣を続けるうえで，周りからの「サポート」を活用してもらう

「努力」：健康状態は，自分の「努力」によって左右されると思ってもらう

「ステージ」：生活習慣を変えることについて，対象者がどの「ステージ」にいるかを把握し，それに合わせた働きかけをする

次章からは，8つのポイントのそれぞれについて，詳しく説明をしていきます．

第1章
よ　い

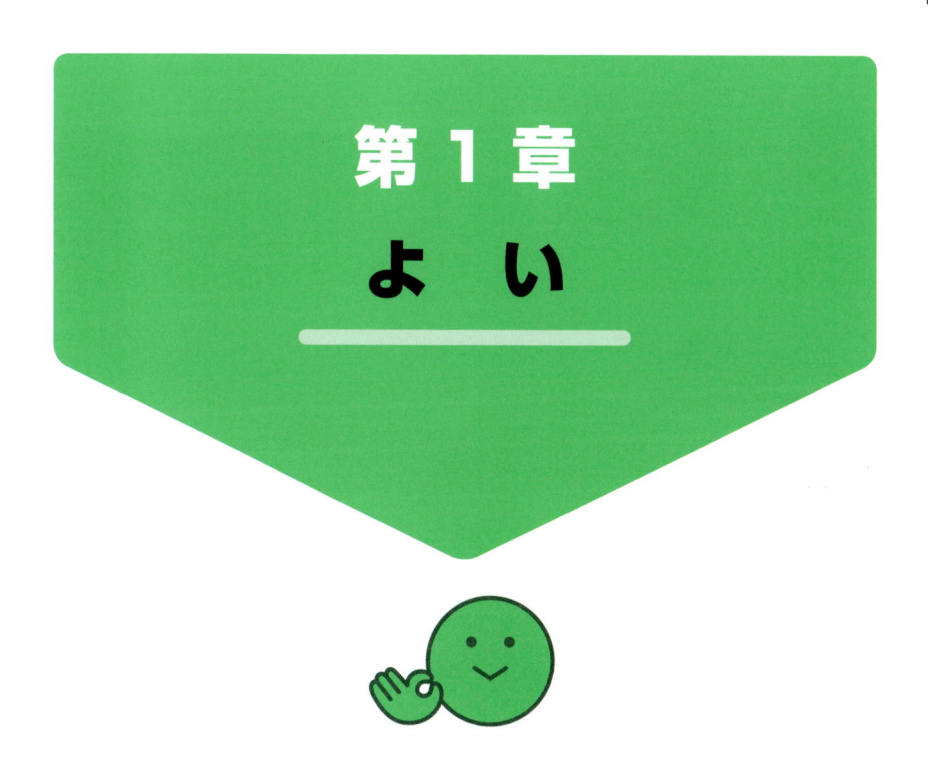

「やる気」を引き出す1つめのポイントは，**「よい」**です．
このポイントは，次のように表されます．

> 対象者に生活習慣を変えようという「やる気」になってもらうには，そうすることが「よい」ことだと思ってもらう必要がある．

例えば，対象者に運動をしようという「やる気」になってもらうには，運動をすることが「よい」ことだと思ってもらう必要があるということです．"そんなことは当たり前では"と思われるかもしれませんが，これは，"一般的に，運動をすることは「よい」ことだ"というレベルではなく，"運動をすることは，自分にとって本当に「よい」ことだ"と感じてもらう必要があるということです．逆に言うと，"運動をすることは，自分にとって本当に「よい」ことだ"と思えなければ，対象者は，わざわざ運動に時間を割いたり，努力をしたりしないのではないかということです．

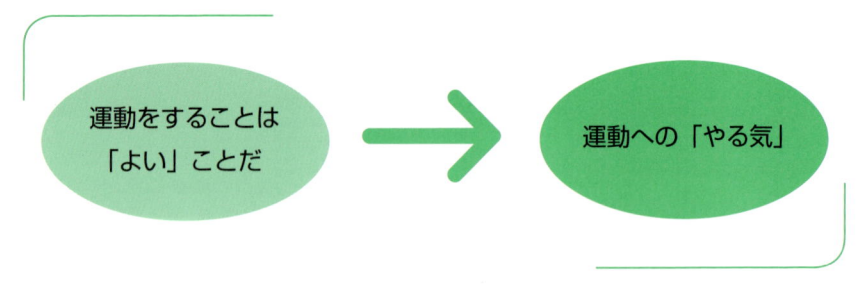

運動をすることは「よい」ことだ → 運動への「やる気」

　それでは，対象者に，"運動をすることは，自分にとって本当に「よい」ことだ"と思ってもらうには，どうしたらいいのでしょうか．
　そのためには，運動をすることのメリットを対象者に「ピンとくる」形で示すことです．運動のメリットを対象者に「ピンとくる」形で示すためには，運動をすれば，対象者が価値を置く結果につながると期待してもらう必要があります．
　これは，行動科学の考え方の一つで，人がある行動をすることを「よい」ことだと思うためには，その行動をすれば，本人が価値を置く結果につながるという期待感を感じる必要があるというものです．

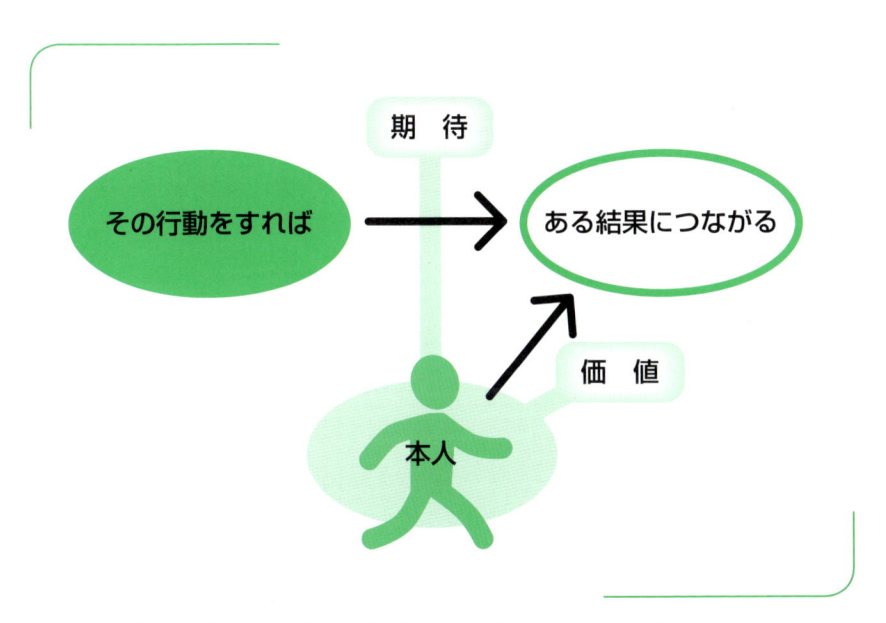

図2　人がある行動をすることを「よい」ことだと思う場合

（文献8）p26より）

　この考え方に基づき，「やる気」を引き出すポイントの**「よい」**について，例を使って説明をしたいと思います．

健康になりたいと思っている佐藤さんの場合

　佐藤さんに運動を勧める場合に，どうすれば"運動をすることは「よい」ことだ"と思ってもらえるでしょうか．

　それは，"運動をすれば健康になれますよ"と伝えることです．その理由は，佐藤さんは，「健康になる」ことに価値を置いているからです．

　"運動をすれば健康になれますよ"という勧め方は，「運動をすれば」，佐藤さんが価値を置く「健康になる」という結果につながるという期待感を抱かせます．そのため，佐藤さんに，"運動をすることは「よい」ことだ"と思ってもらえやすくなるということです．

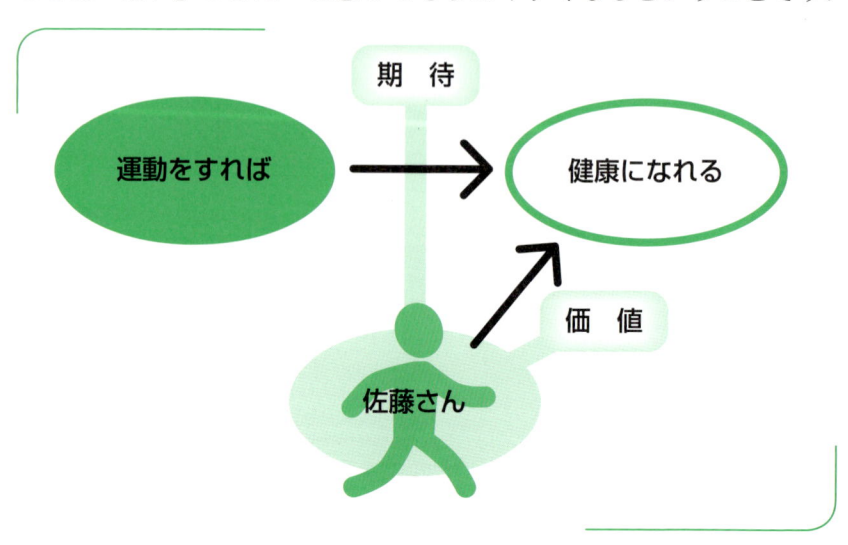

図3　健康になりたいと思っている佐藤さんに運動を勧める場合

　それでは，次の例はどうでしょうか．

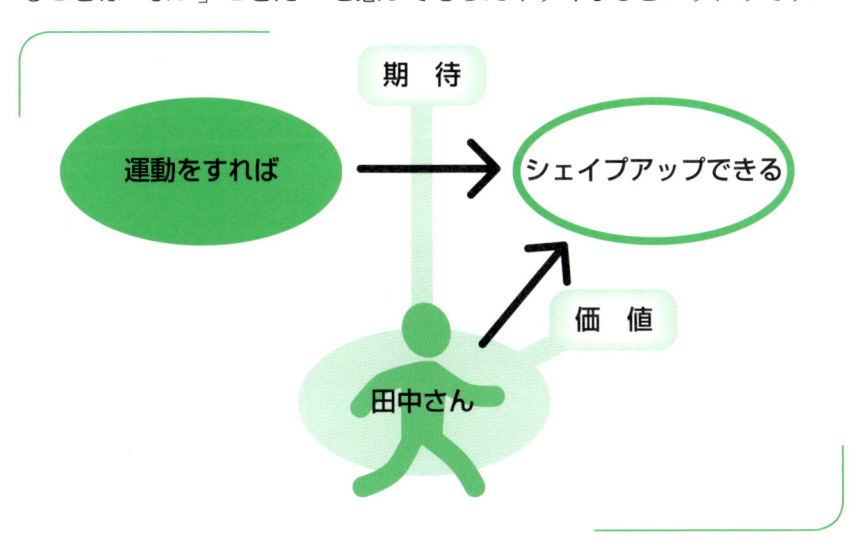

シェイプアップしたいと思っている田中さんの場合

　田中さんに運動を勧める場合には，佐藤さんと同じように，"運動をすれば健康になれますよ"と言うよりも，"運動をすればシェイプアップできますよ"と勧めた方が，"運動をすることは「よい」ことだ"と思ってもらえやすいと考えます．

　その理由は，田中さんは，「健康になる」ことよりも「シェイプアップする」ことに価値を置いているからです．

　"運動をすればシェイプアップできますよ"という勧め方は，「運動をすれば」，田中さんが価値を置く「シェイプアップできる」という結果につながるという期待感を抱かせます．そのため，田中さんに，"運動をすることは「よい」ことだ"と思ってもらえやすくなるというわけです．

図4　シェイプアップしたいと思っている田中さんに運動を勧める場合

　最後に，もう一つ例を示します．

健康にあまり関心がない山田さんの場合

　山田さんに運動を勧める場合に，先の佐藤さんや田中さんと同じように，"運動をすれば健康になれますよ" とか，"運動をすればシェイプアップできますよ" と言っても，"運動をすることは「よい」ことだ" とは，なかなか思ってもらえにくいのではないでしょうか．

　その理由は，山田さんは健康にあまり関心がないので，「健康になる」ことや，「シェイプアップする」ことにそれほど価値を置いていないからです．

　それでは，山田さんに "運動をすることは「よい」ことだ" と思ってもらうには，どうしたらいいのでしょうか．

　ここで仮に，山田さんにとてもかわいがっているお孫さんがいたとします．

　その場合には，"運動をすれば元気で長生きできて，お孫さんの成長が長く見られますよ" と勧めれば，山田さんに，"運動をすることは「よい」ことだ" と思ってもらえやすくなると考えます．

　なぜなら，山田さんは「孫の成長が長く見られる」ということに価値を置いていると思われるからです．"運動をすれば元気で長生きできて，お孫さんの成長が長く見られますよ" という勧め方は，「運動をすれば」，山田さんが価値を置く「孫の成長が長く見られる」という結果につながるという期待感を抱かせます．そのため，山田さんに "運動をすることは「よい」ことだ" と思ってもらえやすくなるということです．

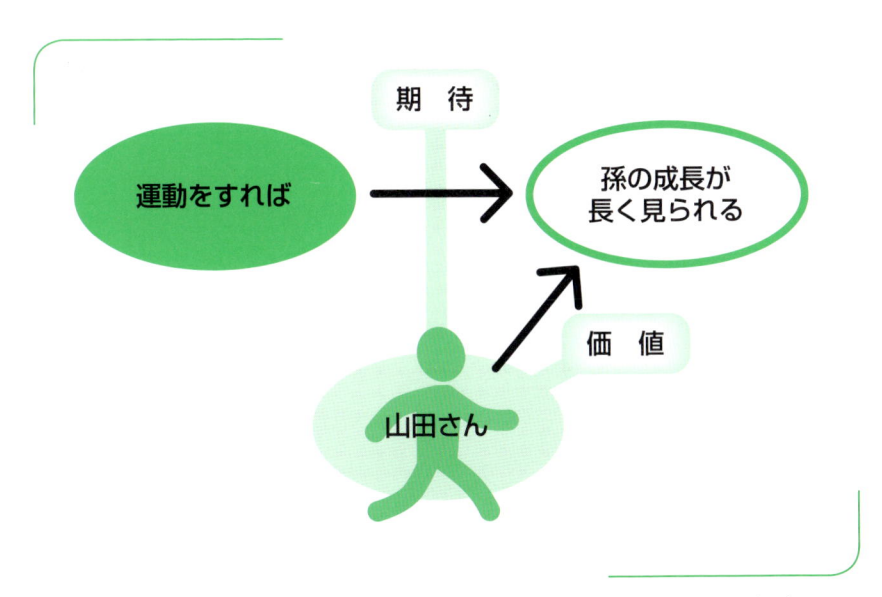

図5 孫の成長を長く見たいと思っている山田さんに運動を勧める場合

対象者に合わせた勧め方をする

　ここまで，対象者に"運動をすることは「よい」ことだ"と思ってもらう働きかけについて，説明をしてきました．

　まとめると，"運動をすることは「よい」ことだ"と思ってもらうためには，「運動をすれば」，その人が価値を置く結果につながるという期待感を持ってもらうということです．

　例えば，「健康になる」ことに価値を置いている人には，"運動をすれば健康になれますよ"という勧め方がピンとくるでしょうが，健康に対して関心の薄い人に同じように勧めても，その人にはあまりピンとこないと考えられます．

　その場合には，運動をすることで「健康になれる」結果として，あるいは，「運動をすることそのもの」が，その人が価値を置く結果につながることを示せれば，"運動をすることは「よい」ことだ"

と思ってもらえやすくなります．

　このように，対象者に運動を勧める場合には，その人がどんなことに価値を置いているかが分かると，その人に合わせた働きかけがしやすくなります．ここで注意することは，人は皆，同じことに価値を置いているとは限らないということです．そのため，対象者に運動を勧める場合には，その人がどんなことに価値を置いているかを把握して，運動をすることが，その人が価値を置いていることにつながるという期待感を持ってもらうことが必要です．

　ただ，保健指導や患者指導において，対象者と保健・医療スタッフ（以下，スタッフ）が長い期間かかわっている場合には，その人がどんなことに価値を置いているかが分かるかもしれませんが，初対面の人の場合にはなかなかそうはいかないと思います．
　そのような場合は，"運動をすれば血糖値がよくなりますよ"とか，"運動をすれば肥満が改善しますよ"など，血液データや健康状態が改善することを運動のメリットとして説明することが多いと考えられます．もしも，そのように説明をしても，対象者がピンと感じていないような場合は，本人がどんなことに価値を置いたり，重要だと思っているかを聞いてみることが勧められます．運動をすることが，結果として本人が価値を置くことにつながることを示せれば，"運動をすることは「よい」ことだ"と思ってもらえやすくなるからです．

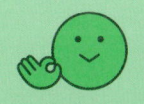

> **まとめ**
>
> 　対象者に生活習慣を変えようという「やる気」になってもらうには，"そうすることが「よい」ことだ"と思ってもらう必要がある．
>
> 　そのためには，生活習慣を変えると，本人が価値を置く結果につながると期待してもらえるように働きかける必要がある．

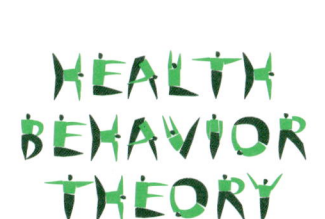

HEALTH BEHAVIOR THEORY

第2章 自　信

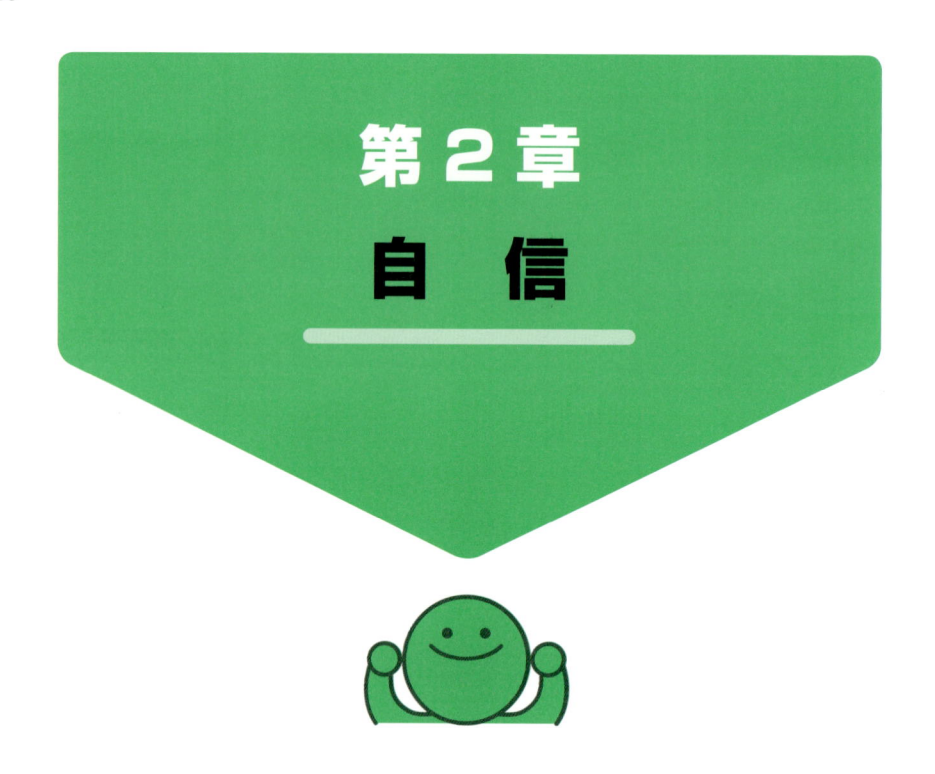

「やる気」を引き出す2つめのポイントは，**「自信」**です．このポイントは，次のように表されます．

> 対象者に生活習慣を変えようという「やる気」になってもらうには，うまくできるという「自信」を感じてもらう必要がある．

例えば，対象者に間食を控えようという「やる気」になってもらうには，うまく間食を減らせるという「自信」を感じてもらう必要があるということです．逆に言うと，うまく間食を減らせるという「自信」がないと，"自分にはとても無理だ"と思ってしまい，間食を減らそうという「やる気」にはなりにくいと考えます．

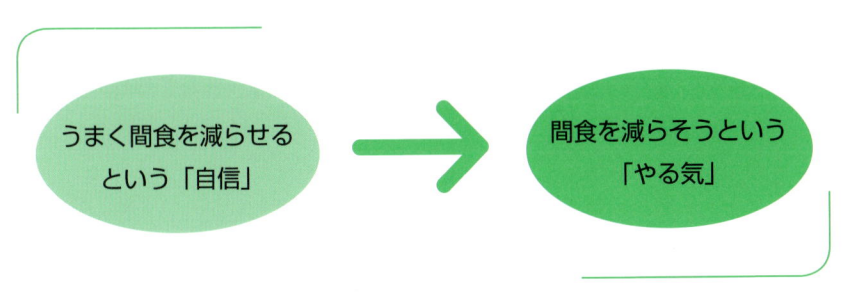

```
うまく間食を減らせる     →     間食を減らそうという
   という「自信」                 「やる気」
```

それでは，対象者にうまく間食を減らせるという「自信」を感じてもらうには，どうしたらいいのでしょうか．

「自信」の研究で有名なバンデューラは，**「自信」の基**として，次の4つを挙げています[9]．

1. "やってみたら自分にもできた"
2. "あの人ができたんだから"
3. "人から励まされた"
4. "身体や気持ちの状態が変わった"

それぞれについて説明をします．

1. "やってみたら自分にもできた"

　バンデューラは,"やってみたら自分にもできた"という自分の「成功経験」が,一番強い「自信」の基だと述べています.

　過去に自分がうまく行えた経験があれば,今度もうまくできるという「自信」につながるということです.

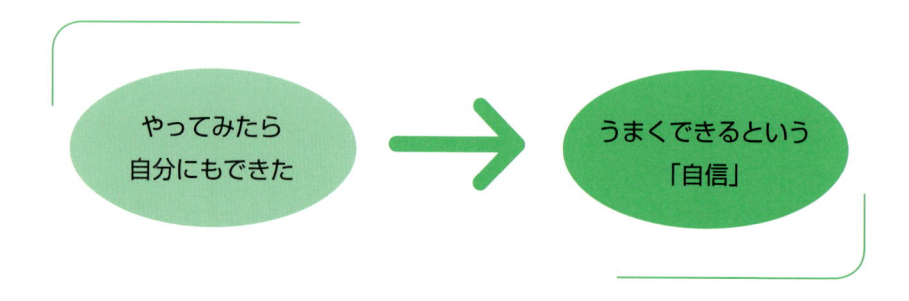

```
┌─────────────────────────────────────────────────────┐
│   やってみたら      →    うまくできるという          │
│   自分にもできた            「自信」                  │
└─────────────────────────────────────────────────────┘
```

　この「成功経験」を利用して,対象者に間食を減らせるという「自信」を感じてもらう働きかけについて,以下に説明をします.

肥満と2型糖尿病の加藤さんの場合

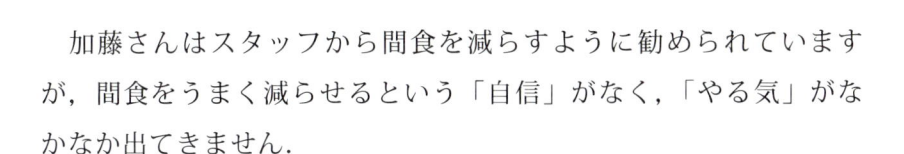

　加藤さんはスタッフから間食を減らすように勧められていますが，間食をうまく減らせるという「自信」がなく，「やる気」がなかなか出てきません．

　「成功経験」を利用して，加藤さんにうまく間食を減らせるという「自信」を持ってもらうには，どうしたらいいでしょうか．

　それには，加藤さんに"これぐらいなら少し頑張ればできそうだ"という目標を立ててもらい，それを達成してもらうことです．

　例えば，現在，加藤さんは1日3回間食をしているとします．そこで，もし1日2回にすることならできそうだということであれば，まずはそれを目標にしてもらいます．そして，「間食を1日2回にする」という目標を達成できたときに，その「成功経験」によって間食を減らすことへの小さな「自信」が生まれると考えます．

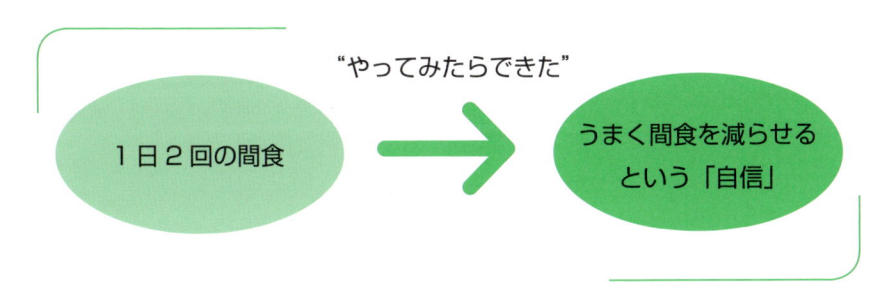

　　　　　　　　　"やってみたらできた"
　1日2回の間食　　　→　　　うまく間食を減らせる
　　　　　　　　　　　　　　　という「自信」

　その後は，間食を1日2回に減らせたのだから，今度は1日1回にするというように，少しずつ目標を上げていくことも考えてもらいます．

ここで注意することは，初めから高い目標を立てすぎないということです．例えば，加藤さんにいきなり「間食をすべてやめる」という目標を立ててもらうことは，あまり勧められません．その理由は，高すぎる目標を立ててしまうと，"頑張ったけれどできなかった"という「失敗経験」を積んでしまう可能性が高くなるからです．

　「成功経験」は「自信」につながりますが，「失敗経験」は「自信喪失」につながりかねません．そのような「失敗経験」を積んでしまうと，"自分には間食を減らすことは無理だ"と考えてしまい，間食を減らそうという「やる気」になりづらくなってしまいます．

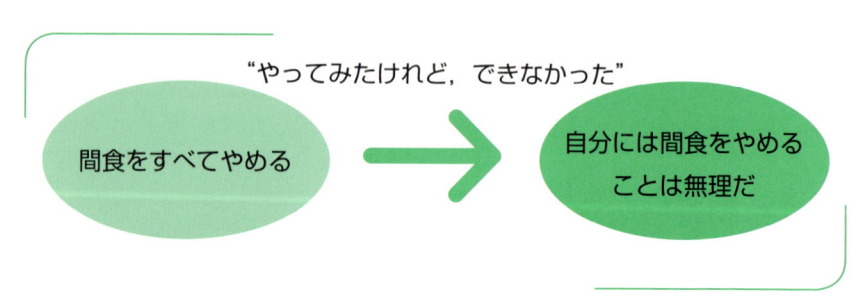

間食をすべてやめる → "やってみたけれど，できなかった" → 自分には間食をやめることは無理だ

2. "あの人ができたんだから"

　次にバンデューラが挙げている「自信」の基は，"あの人ができたんだから"というものです．つまり，自分と似ている「あの人」がうまくできているんだから，"自分にもできるんじゃないか"と思うことです．

　実際に自分は行った経験がなくても，自分と似た人がうまくできているのを見たり聞いたりすることで，"自分にもできそうだ"と感じる場合で，「モデリング」と呼ばれます．

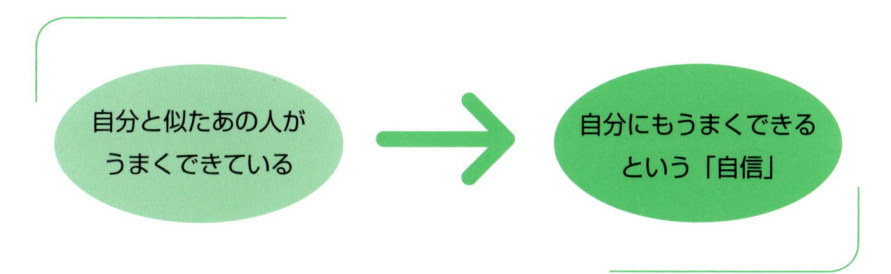

　　自分と似たあの人が　　→　　自分にもうまくできる
　　　うまくできている　　　　　　という「自信」

　この「モデリング」を利用して，対象者にうまく間食を減らせるという「自信」を感じてもらう働きかけについて，以下に説明をします．

肥満と2型糖尿病の山口さんの場合

山口さんもスタッフから間食を減らすように勧められていますが，うまく間食を減らせるという「自信」がなく，「やる気」がなかなか出てきません．

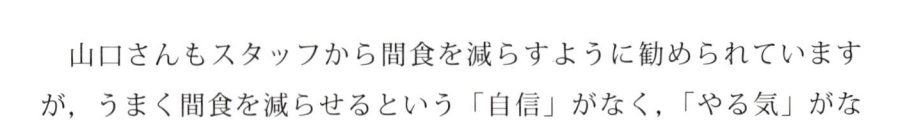

「モデリング」を利用して，山口さんにうまく間食を減らせるという「自信」を持ってもらうには，どうしたらいいでしょうか．

それには，山口さんから見て"自分と似ている"と思ってもらえる「モデル」を示して，その人がうまく間食を減らしていることを話すことです．

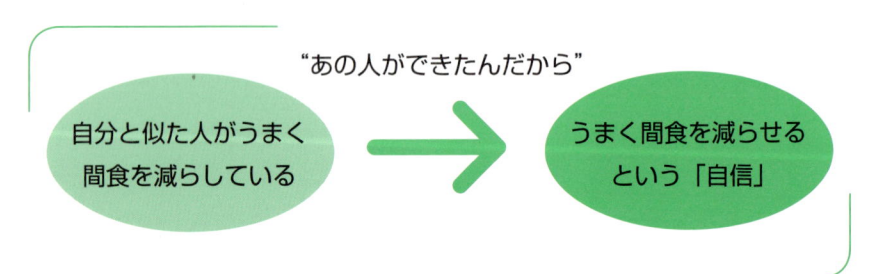

"あの人ができたんだから"

自分と似た人がうまく間食を減らしている → うまく間食を減らせるという「自信」

ここで，「モデリング」を利用した働きかけを行う場合の留意点を2つ挙げておきます．

① 適当なモデルを選ぶ
② モデルが得ているメリットも示す

それぞれについて説明をします．

❶ 適当なモデルを選ぶ

　これは，「モデル」として，山口さんに"自分と似ている"と思ってもらえる人を選ぶということです．適当なモデルというのは，例えば，山口さんと同性で年齢が近く，状況が似ているような人のことです．

　山口さんが"自分と似ていない"と思うような人を「モデル」にしてしまうと，"あの人ができたんだから"ではなく，"あの人だからできたんだ"と思われてしまいかねません．

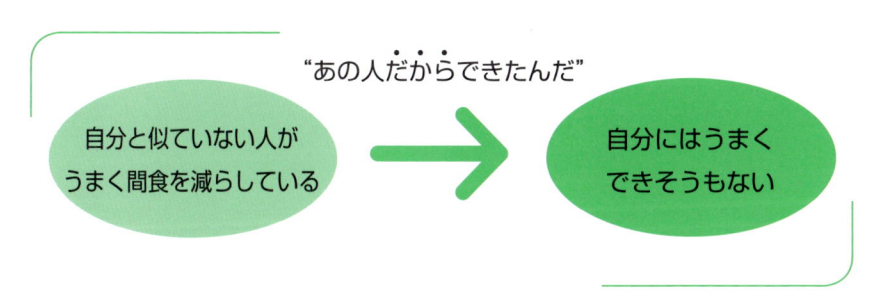

```
                    "あの人だからできたんだ"
   ┌─────────────┐                    ┌─────────────┐
   │自分と似ていない人が│      ━━▶      │ 自分にはうまく │
   │うまく間食を減らしている│              │ できそうもない │
   └─────────────┘                    └─────────────┘
```

❷ モデルが得ているメリットも示す

　これは，山口さんと似た「モデル」を示して，その人がうまく間食を減らしていることを話すだけでなく，間食を減らすことで，その人がどんなメリットを得ているかも示すということです．そうすることで，山口さんの間食を減らすことへの「やる気」が，さらに高まると考えられます．

　例えば，山口さんと似た「モデル」が間食を1日3回から1回に減らすことで，体重が減って血糖値も正常範囲になったというこ

とを山口さんに伝えるということです．

　バンデューラが挙げている「自信」の基のうち，主なものは「成功経験」と「モデリング」ですが，"人から励まされた"と"身体や気持ちの状態が変わった"についても，簡単に説明をしておきます．

3．"人から励まされた"

　これは，人から"あなたならできる"と言われることです．例えば，対象者に間食を減らすことを勧める場合に，"○○さんならうまくできると思いますよ"と伝えるということです．

　ただし，この「励まし」を行う場合には，2つの点に注意する必要があります．
　1つは，「励ます人の言葉に説得力がないといけない」ということです．その対象者のような人を何人も指導してきた経験があれば，自ずと，スタッフの皆さんの言葉にも説得力が宿るというものです．
　もう1つは，「あくまでも現実的な範囲で励ます」ということです．もしも，できそうもないことについて，"あなたならできますよ"と言われて，対象者がトライして失敗してしまった場合には，その後の対象者との関係に悪影響を及ぼしかねないからです．

4．"身体や気持ちの状態が変わった"

　例えば，間食を減らし始めると，初めのうちは空腹感を感じたり，何か物足りない気持ちになる場合も考えられます．そのような「身

体や気持ちの状態の変化」を後ろ向きにとらえてしまうと,"自分には間食を減らすことは無理だ"と感じてしまいかねません.

しかし,"間食を減らし始めたときは誰でも少しはお腹が空いたり,物足りなく感じたりするものだ.そのうちだんだんと感じなくなるだろう"というように,「身体や気持ちの状態の変化」を前向きにとらえることができれば,間食を減らすことへの「自信」がなくならずに済みます.

また,初めに感じていた空腹感や物足りなさが,時とともにあまり感じなくなるという「身体や気持ちの状態の変化」が,間食を控え続けることの「自信」にもつながると言えます.

> **まとめ**
>
> 対象者に生活習慣を変えようという「やる気」になってもらうには,うまくできるという「自信」を感じてもらう必要がある.
> 対象者に「自信」を感じてもらうための主な方法として,「成功経験」と「モデリング」がある.

第3章
まずい

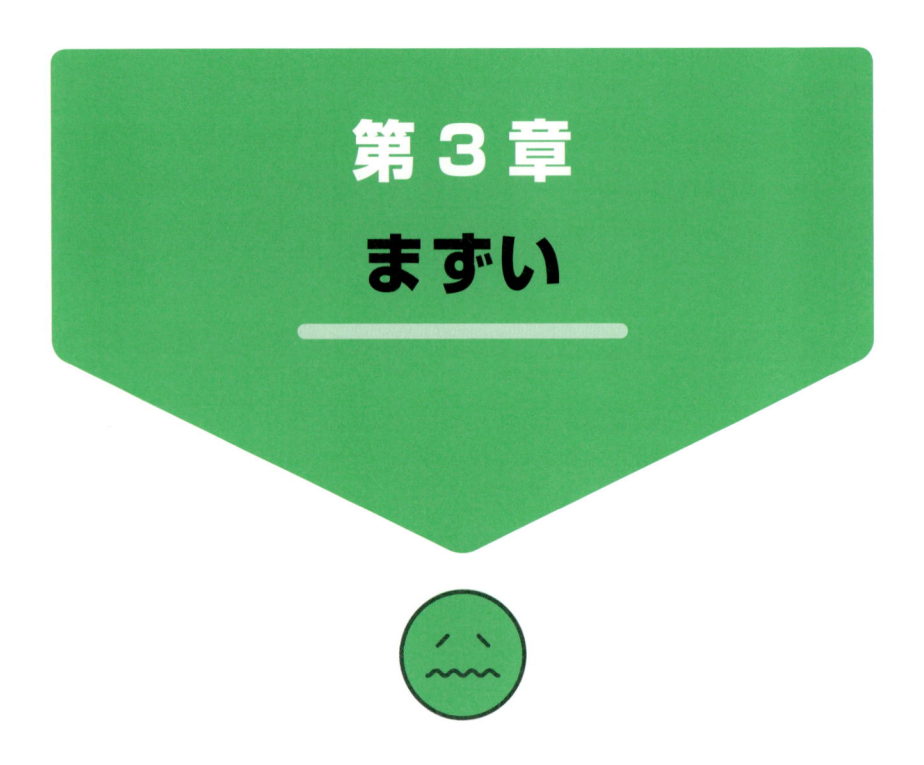

「やる気」を引き出す3つめのポイントは，**「まずい」**です．このポイントは，次のように表されます．

> 対象者に生活習慣を変えようという「やる気」になってもらうには，このままでは「まずい」と思ってもらう必要がある．

対象者に生活習慣を変えようという「やる気」になってもらうには, "このままでは「まずい」"と思ってもらう必要があります. 逆に, 対象者が"このままでも「まずい」ことはない"と思っている場合は, わざわざ生活習慣を変えようとは思わないのではないかということです.

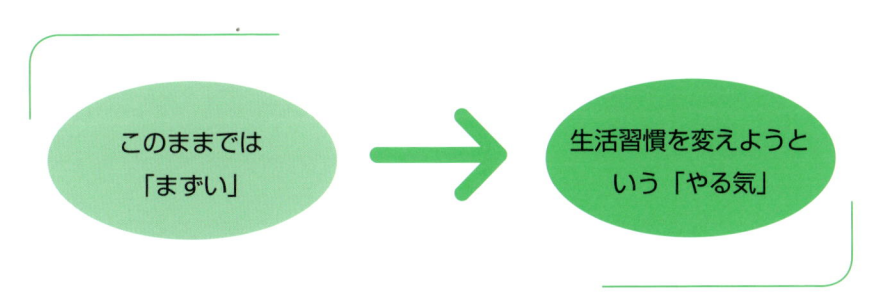

このままでは「まずい」 → 生活習慣を変えようという「やる気」

それでは, 対象者に"このままでは「まずい」"と思ってもらうには, どうしたらいいのでしょうか.

人が健康に関して"このままでは「まずい」"と思うようになるには, 次の2つの条件が満たされる必要があります[1].

1. このままだと, 病気や合併症になる「可能性」が高いと思うこと
2. 病気や合併症になると, その結果が「重大」であると思うこと

```
┌─────────────────────────────────────────────┐
│  ╭──────────────╮                           │
│  │このままだと, │                           │
│  │病気や合併症になる│  ╲                   │
│  │「可能性」が高い│    ╲  ╭──────────╮    │
│  ╰──────────────╯      ➘│このままでは│   │
│                          │「まずい」  │   │
│  ╭──────────────╮      ➚╰──────────╯    │
│  │病気や合併症に│    ╱                   │
│  │なると, その結果が│╱                    │
│  │「重大」である│                          │
│  ╰──────────────╯                           │
└─────────────────────────────────────────────┘
```

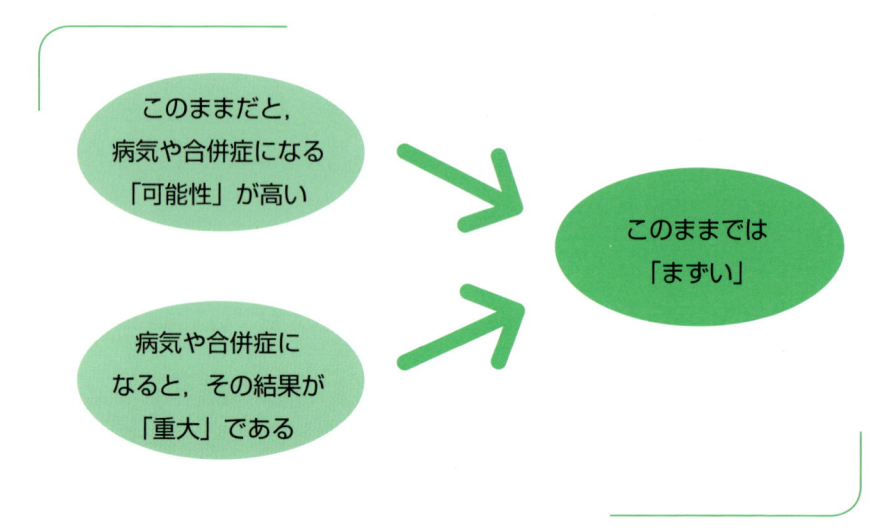

図6　健康面で"このままでは「まずい」"と思うための2つの条件

　なお，病気や合併症になった場合の結果の重大さについては，健康面だけではなく，以下のように，社会的，経済的な重大さも含まれると考えられます．

> **社会的な重大さ**：仕事ができなくなる，社会的な活動ができなくなるなど
> **経済的な重大さ**：金銭面で負担がかかるなど

　人が"このままでは「まずい」"と思うためには，2つの条件が満たされなくてはいけないということについて，例を使って説明したいと思います．

肥満と2型糖尿病の山下さんの場合

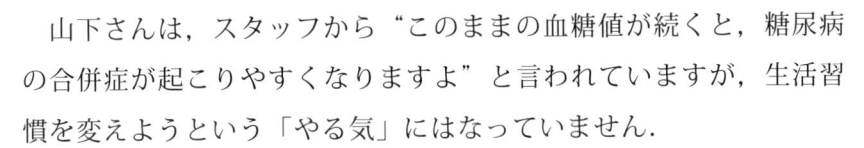

　山下さんは，スタッフから"このままの血糖値が続くと，糖尿病の合併症が起こりやすくなりますよ"と言われていますが，生活習慣を変えようという「やる気」にはなっていません．
　山下さんの独り言を聞いてください．

> 糖尿病の合併症になって眼でも見えづらくなったら大変だけど，自分がそうなるとは思えないわ

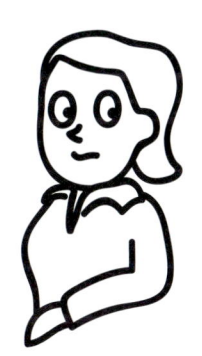

この山下さんの独り言を図6に当てはめると，次のようになります．

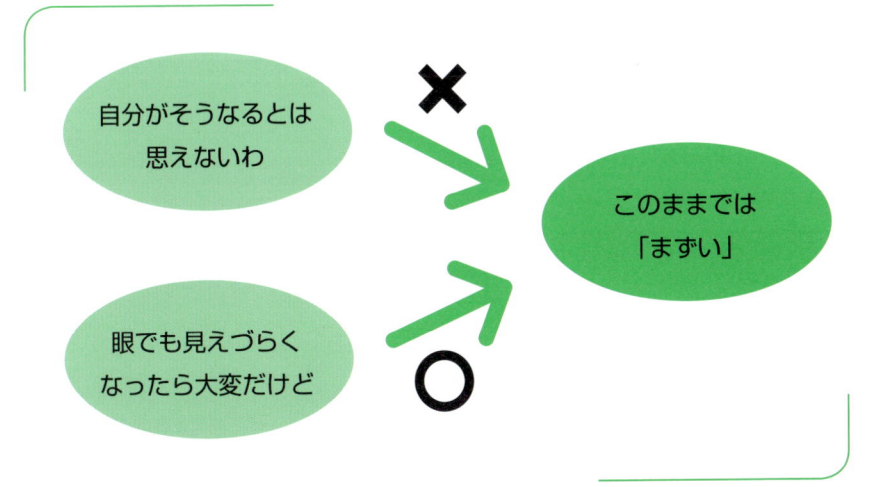

- 自分がそうなるとは思えないわ　×→　このままでは「まずい」
- 眼でも見えづらくなったら大変だけど　○→　このままでは「まずい」

　それでは，山下さんに"このままでは「まずい」"と思ってもらうには，どうしたらいいのでしょうか．

それには，"このままでは「まずい」"と思うための2つの条件のうち，山下さんがまだ満たしていない条件を満たすように働きかけるということです．

　前ページの図から分かるように，山下さんは，"このままでは「まずい」"と思うための2つの条件のうち，糖尿病の合併症で眼が見えづらくなった場合の「重大さ」は感じていますが，自分がそうなる「可能性」は感じていません．

　そこで，山下さんに"このままでは「まずい」"と思ってもらうには，自分が糖尿病の合併症になる「可能性」を感じてもらう必要があります．つまり，"もしかしたら自分も糖尿病の合併症になるかもしれない"という気持ちになってもらうということです．

　そのためには，例えば，たくさんいる糖尿病の人の中でも，山下さんのような血糖値の人は少なく，血糖値が高いほど糖尿病の合併症になりやすいということを分かりやすく説明することです．

肥満と血圧が高めの佐々木さんの場合

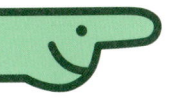

　ウエストが95cmで，血圧が135/87mmHgの佐々木さんは，スタッフから"このままでいると血糖値も高めになって，メタボリックシンドロームになりかねませんよ"と言われていますが，生活習慣を変えようという「やる気」にはなっていません．

　佐々木さんの独り言を聞いてください．

> このままだと，血糖値も少し高めになるかもしれないが，そうなっても大したことはないだろう

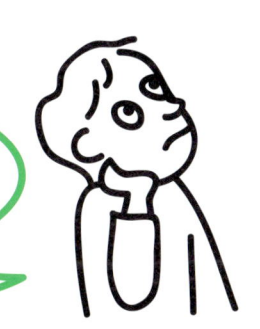

　この佐々木さんの独り言を図6に当てはめると，次のようになります．

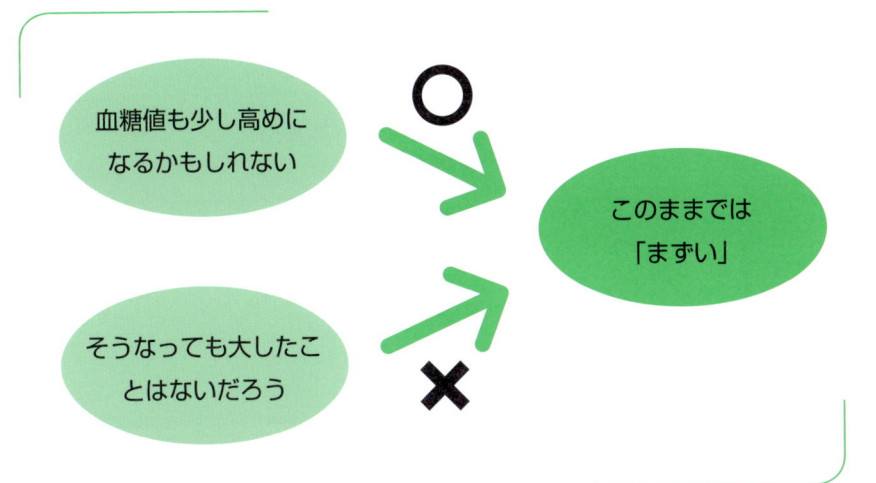

- 血糖値も少し高めになるかもしれない ○→ このままでは「まずい」
- そうなっても大したことはないだろう ×→

それでは，佐々木さんに"このままでは「まずい」"と思ってもらうには，どうしたらいいのでしょうか．

それには，先の山下さんの場合と同様に，"このままでは「まずい」"と思うための2つの条件のうち，佐々木さんがまだ満たしていない条件を満たすように働きかけることが勧められます．

前ページの図から分かるように，佐々木さんは"このままでは「まずい」"と思うための2つの条件のうち，血糖値が少し高めになる「可能性」については感じていますが，そうなった場合の「重大さ」についてはあまり感じていません．

佐々木さんに"このままでは「まずい」"と思ってもらうには，血糖値が高めになった場合の「重大さ」を感じてもらう必要があります．そのためには，例えば，血糖値も少し高めになってメタボリックシンドロームになると，心筋梗塞や狭心症になりやすくなるという話をすることが挙げられます．

ここまで，対象者に"このままでは「まずい」"と思ってもらう働きかけについて説明をしてきましたが，**実際の保健指導や患者指導で留意すべき点を2点挙げておきます．**

> ①「危機感」をあおりすぎたり，「脅し」になったりしないようにする
> ② 実行できそうな行動とセットで勧める

それぞれについて説明をします．

第3章 まずい

❶「危機感」をあおりすぎたり,「脅し」になったりしないようにする

　確かに,生活習慣を変えようという「やる気」になるためのポイントとして,"このままでは「まずい」"と思うことが挙げられますが,人によっては"このままでは「まずい」"と強く感じすぎて,それが「不安」や「恐怖」に変わってしまうこともあるかもしれません.そうなると,生活習慣を変えようと思うどころではなくなってしまう人もいるでしょう.

　また,高齢者の場合は,年齢的な面から元々自分の健康に不安を感じている人も少なくないと思います.

　このように,心配しやすい性格の人や高齢者を対象にする場合は,あまり"このままでは「まずい」"というポイントを強調しすぎないことが必要です.

　また,中には,"このままでは「まずい」"とスタッフから何度も言われて慣れっこになってしまったり,"自分だけは大丈夫だ"とか,"そんなことは心配する必要はない"などと言って,スタッフの話に耳を貸してくれない人もいるでしょう.

　そのような人に"このままでは「まずい」"ということを強く言い過ぎたりすると,結果的に「脅し」のような形になってしまい,スタッフの働きかけに対して対象者がさらに否定的,防衛的になったり,抵抗を示したりすることも考えられます.

　上のような場合には,「やる気」を引き出すポイントは「まずい」だけではありませんので,例えば,第1章の「よい」というポイントから,"生活習慣を変えたらこんないいことがありますよ"というメリットを伝えることに重点を置くというのも1つの方法です.

❷ 実行できそうな行動とセットで勧める

　"このままでは「まずい」"と思ってもらう働きかけをする場合には，対象者が実行できそうな行動とセットで勧めるということも重要です．というのも，対象者が"このままでは「まずい」"と思っても，とても自分にはできそうもないことをスタッフから勧められたのでは，「やる気」になりにくいからです．

> **まとめ**
>
> 　対象者に生活習慣を変えようという「やる気」になってもらうには，"このままでは「まずい」"と思ってもらう必要がある．
>
> 　健康面で"このままでは「まずい」"と思うための条件として，次の2つが挙げられる．
> 1. このままだと，病気や合併症になる「可能性」が高いと思うこと
> 2. 病気や合併症になると，その結果が「重大」であると思うこと
>
> 　"このままでは「まずい」"と思ってもらう働きかけを行う場合の留意点として，次の2つが挙げられる．
> 1. 「危機感」をあおり過ぎたり，「脅し」になったりしないようにする
> 2. 実行できそうな行動とセットで勧める

第 4 章
妨　げ

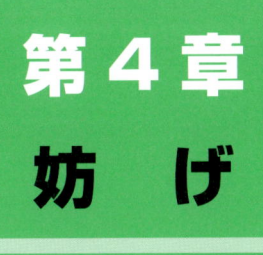

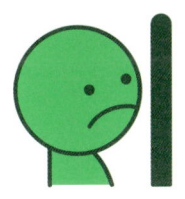

「やる気」を引き出す 4 つめのポイントは，**「妨げ」**です．
このポイントは，次のように表されます．

> 対象者に生活習慣を変えようという「やる気」になってもらうには，そうすることを「妨げ」ているものを減らす必要がある．

例えば，対象者に運動をしようという「やる気」になってもらうには，対象者にとって運動するのを「妨げ」ていることを減らす必要があるということです．

対象者が，"運動をすることは「よい」ことだ"と思っても，必ずしも運動を始めるとは限りません．"運動をすることは「よい」ことだとは思うけど……"というように，なかなか実行に移せない人もいると思います．この「……」の部分に，運動を始めることを「妨げ」ている理由が隠されていると考えます．

この「妨げ」になっていることを減らすことによって，運動をしようという「やる気」につながりやすくなるということです．

ただし，どんなことを運動することの「妨げ」として感じるかは，人によって違うと思われます．

例えば，運動をすることの「妨げ」としては，人によって，「忙しくて時間がないこと」や「運動は退屈なこと」「膝や腰が痛いこと」など，さまざまなものが考えられます．

ここでは，第1章の「よい」で示した例を使って，運動をする「妨げ」となっていることを減らす働きかけについて，以下に説明をします．

健康になりたいと思っている佐藤さんの場合

佐藤さんの独り言を聞いてください．

> 運動をすれば健康になれると思うけど，運動は退屈で楽しくないし……

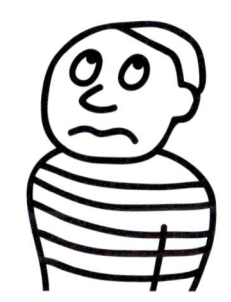

　この独り言から，佐藤さんにとって運動をすることを「妨げ」ているのは，「運動は退屈で楽しくない」ということです．

　佐藤さんにとって，「運動は退屈で楽しくない」という「妨げ」を減らすには，「運動はとても楽しい」と思ってもらえればベストですが，少なくとも，「運動はそこそこ楽しい」と思ってもらうことが必要です．

　もちろん，どんなことを楽しく感じるかは，人によってさまざまだと思います．「好きな音楽をかけて身体を動かす」ことを楽しく感じる人もいれば，「景色を見ながらウォーキングする」ことを楽しいと感じる人もいるでしょう．中には，歩数計で毎日の歩数を記録して，それをグラフに表すことに楽しみを見出す人もいるかもしれません．

　そこで，佐藤さんと話し合って，佐藤さんが楽しく運動できる方法を見つけることが必要です．
　対象者がどんなことに楽しさを感じるかを知ることができれば，そのことと運動することを組み合わせることで，その人にとって運動をすることの楽しさを増すことができます．

シェイプアップしたいと思っている田中さんの場合

田中さんの独り言を聞いてください．

> 運動をすればシェイプアップできると思うけど，自分は腰が痛くて……

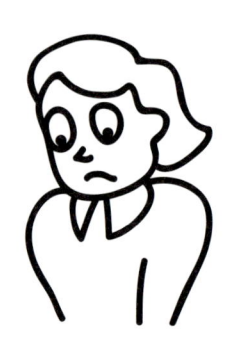

この独り言から，田中さんにとって運動をすることを「妨げ」ているのは，「腰が痛い」ということです．

田中さんにとっての「腰が痛い」という「妨げ」を減らすには，腰に負担のかからない運動を選んでもらうことが必要になります．

●●●●●●●●●●●●●●

ここまで，運動をすることを「妨げ」ている理由としていくつか例を挙げましたが，運動ではなく，間食を減らすことを考えた場合は，それを妨げる理由は，また別のものがあるでしょう．このように，ある行動をすることを「妨げ」ている理由というのは，人によっても行動によっても違うと言えます．

運動に限らず，対象者に生活習慣を変えようという「やる気」になってもらうには，そうすることのメリットばかりを強調するのではなく，対象者にとって何がそうすることを「妨げ」ているのかを把握し，それを減らすことも重要です．

そうすることで，対象者が生活習慣を変えようという「やる気」になりやすくなるということです．

> **まとめ**
>
> 　対象者に生活習慣を変えようという「やる気」になってもらうには，そうすることを「妨げ」ているものを減らす必要がある．
>
> 　どんなことが生活習慣を変えようという「やる気」の「妨げ」になるかは，人や行動によって違うと考えられる．

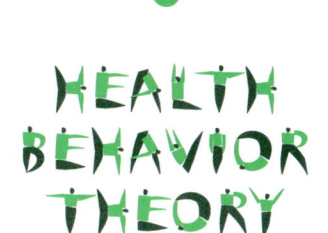

HEALTH
BEHAVIOR
THEORY

第5章
ストレス

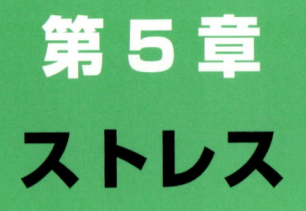

「やる気」を引き出す5つめのポイントは,**「ストレス」**です.このポイントは,次のように表されます.

> 生活習慣を変えた対象者に,その生活習慣を続けてもらうには,「ストレス」とうまくつき合ってもらう必要がある.

例えば，対象者に間食を減らすことを勧めて，対象者が間食を減らし始めても，それでOKというわけではありません．今度は，その生活習慣を続けてもらう必要があります．生活習慣を変えることは簡単ではありませんが，変えた生活習慣を続けることも同じように難しいと考えます．

　生活習慣を変えた対象者に，その生活習慣を続けてもらうには，「ストレス」とうまくつき合ってもらうことが必要です．というのも，「ストレス」がかかった状況というのは，以前の不健康な生活習慣に「逆戻り」しやすいと言われているからです．

　例えば，ダイエットをしていたのに，「ストレス」がかかってやけ食いをしたり，お酒を控えていたのに，「ストレス」がかかってアルコールをたくさん飲んでしまうといった場合です．

　それでは，対象者に「ストレス」とうまくつき合ってもらうにはどうしたらいいのでしょうか．それには，序章で触れた**「ストレスとコーピング」**の考えが役に立ちます．

　「ストレスとコーピング」のキーワードは，次の「とらえ方」と「対処の方法」でした．

> **とらえ方**：ある事柄が強いストレスの基になるかどうかは，その人がその事柄をどうとらえるかによって決まる[5]
> **対処の方法**：ストレスの基にどう対処するかによって，健康状態が左右される

　以下に,「ストレスとコーピング」の枠組みの図を示します（**図7**）．

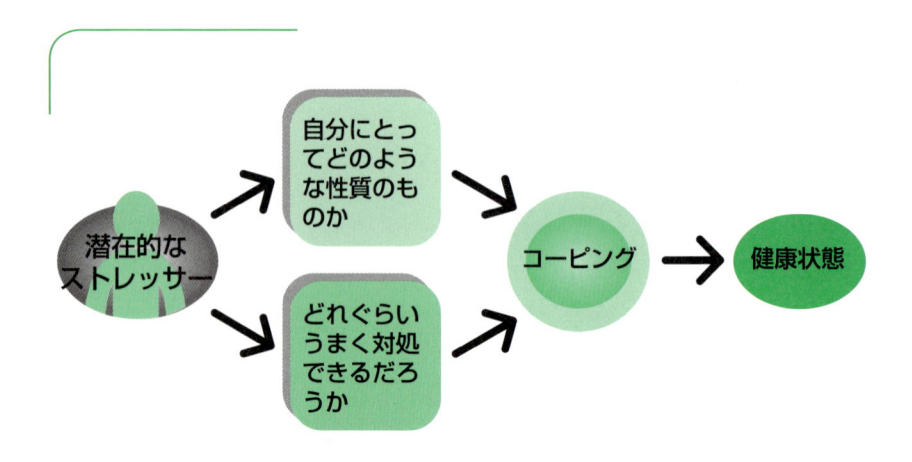

図7　ストレスとコーピングの枠組み（文献10）p116の図を一部改変）

「とらえ方」と「対処の方法」について，図7に従ってもう少し詳しく説明します．

1. とらえ方

例えば，日常生活で次のような人を目にすることはありませんか．

「なぜあんなことで悩むのか」と思われることで非常に悩んでいる人
「よくあんな状況で精神的に健康でいられるなあ」と思える人

ある事柄が強い「ストレス」の基（**ストレッサー**）になるかどうかは，その人がその事柄をどうとらえるかによって決まると考えます．つまり，どんなことでも「とらえ方」によってストレッサーになる可能性があり，すべての事柄は潜在的にストレッサーであるとも言えるということです．

図7に示しているように，**ある事柄をその人がどうとらえるか**については，次の2つの面から考えることができます．

> ① 自分にとってどのような性質のものか
> ② どれぐらいうまく対処できるだろうか

それぞれについて説明をします．

❶ 自分にとってどのような性質のものか

その事柄が自分にとってどのような性質のものだと思うかについては，「よいものである」「自分には無関係である」「ストレスになりやすい」などの「とらえ方」があります．

その事柄は「よいものである」とか，「自分には無関係である」ととらえられれば，その事柄はその人にとってそれほど強いストレッサーにはならないと考えます．

一方，その事柄は「ストレスになりやすい」ととらえると，その事柄はその人にとって強いストレッサーになると考えられます．

❷ どれぐらいうまく対処できるだろうか

その事柄を自分はどれぐらいうまく対処できると思うかについては，「何とかうまく対処できる」と思えば，その事柄をそれほど強いストレッサーとは感じないでしょうし，「うまく対処できない」と思えば，その人にとってその事柄は強いストレッサーになると考えられます．

以上の２つの「とらえ方」をまとめると，次のように整理することができます．

（ⅰ）ある事柄がその人にとって強いストレッサーになる場合
　その事柄は自分にとって「ストレス」になりそうだと思い，自分はその事柄にうまく対処できないと思うとき
（ⅱ）ある事柄がその人にとって強いストレッサーにならない場合
　その事柄は自分にとってよい面もある（または，自分には無関係である）と思い，自分はその事柄にうまく対処できると思うとき

2．対処の方法

　ストレッサーに対してうまく対処しようとする努力のことを「コーピング」といい，この「対処の方法」が健康状態を左右すると考えます．
　先にも示したように，ダイエットをしていたのに，「ストレス」がかかってやけ食いをしたり，お酒を控えていたのに，「ストレス」がかかってアルコールをたくさん飲んでしまったりすると，健康状態に悪影響を及ぼしかねません．
　しかし，ストレッサーに対して運動やリラクセーションなどの健康によい方法で対処したり，健康に悪影響を及ぼさない他の方法で対処する場合は，健康状態への悪影響を避けることができます．
　「ストレス」と「コーピング」について，以下に例を使って説明をします．

第5章 ストレス　49

「ストレス」とうまくつき合えていない藤田さんの場合

間食を控えている糖尿病の藤田さんの独り言を聞いてください．

> 姑との関係はストレスになりやすいのよね．でも，どうすることもできないし．姑のことでイライラしたときは，甘いものをたくさん間食してしまうの．普段は甘いものの間食は控えているんだけど……

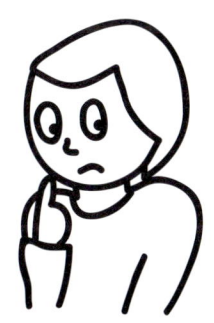

この藤田さんの独り言を図7に当てはめると，次のようになります．

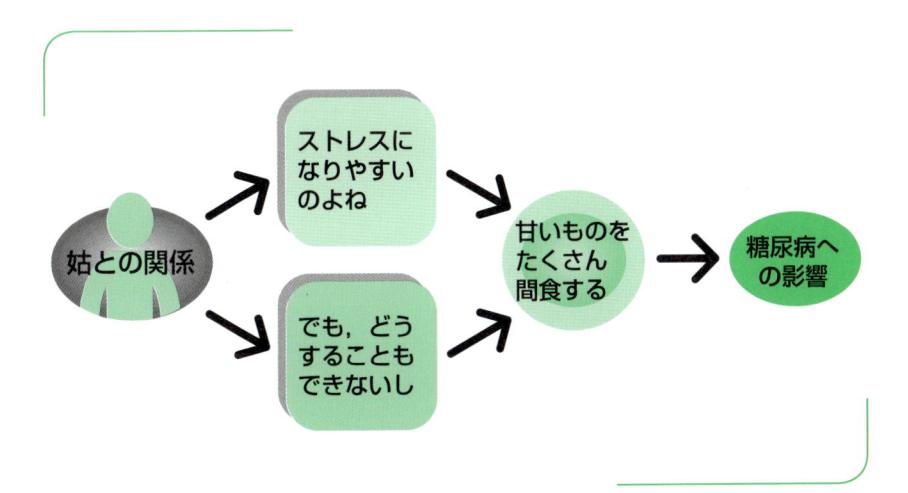

姑との関係 → ストレスになりやすいのよね → 甘いものをたくさん間食する → 糖尿病への影響

姑との関係 → でも，どうすることもできないし → 甘いものをたくさん間食する

図8　「姑との関係」に対する藤田さんの「とらえ方」と「対処の方法」

藤田さんは，姑との関係を「ストレス」になりやすいもので，自分にはどうすることもできないととらえているので，姑との関係が強いストレッサーになっています．
　また，ストレッサーへの「対処の方法」も，甘いものをたくさん間食するということなので，糖尿病に悪影響を及ぼす可能性があります．
　それでは，藤田さんに「ストレス」とうまくつき合ってもらうにはどうしたらいいのでしょうか．

　そのためには，姑との関係に対する藤田さんの「とらえ方」と「対処の方法」を少し変えてもらうことが勧められます．

❶「とらえ方」を変えてもらう

　一般的に，ストレッサーをなくすことができない場合は（藤田さんの場合は，姑との関係を絶つということ），その事柄についての「とらえ方」を少し変えてもらうことが勧められます．つまり，藤田さんに姑との関係でよい面を見つけてもらうということです．100％マイナスな事柄というものはそれほど多くないと思いますので，ちょっと見方を変えれば，プラスの面を見つけることもできるのではないでしょうか．
　また，"どうすることもできない"と思わずに，"こうやってみたらどうか"とか，姑とうまくやっている友人からアドバイスをもらうことなども勧められます．

❷「対処の方法」を変えてもらう

　ストレッサーへの「対処の方法」として，甘いものをたくさん間

食する代わりに，運動をしてもらったり，健康状態に悪影響を及ぼさない他の方法で対処してもらうようにすることです．

　人によって好みがあるので，どのような方法がストレッサーへの「対処の方法」としてよいかは，藤田さんと話し合う必要があります．

「ストレス」とうまくつき合えている川崎さんの場合

間食を控えている糖尿病の川崎さんの独り言を聞いてください．

> 姑との関係は私にとってよい面もあるし，うまくやっていけると思うわ．ときどき姑のことでイライラすることもあるけど，そんなときは好きな音楽を聞いてストレスを発散しているの

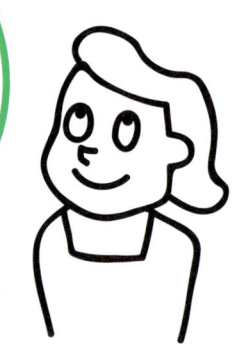

この川崎さんの独り言を図7に当てはめると，次のようになります．

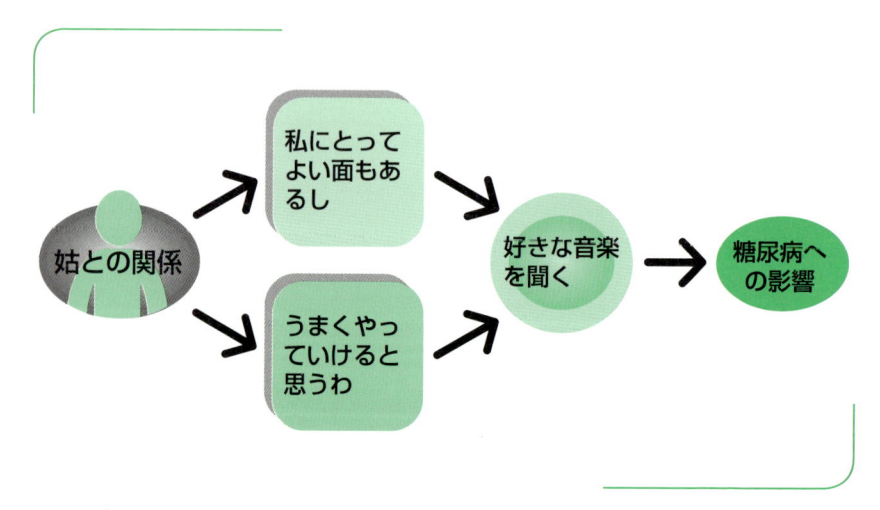

図9 「姑との関係」に対する川崎さんの「とらえ方」と「対処の方法」

川崎さんは，先の藤田さんとは違って，「ストレス」とうまくつき合えていると思われます．その理由は，姑との関係について，よい面もあるし，うまくやっていけそうだと前向きにとらえていることと，ストレッサーへの「対処の方法」も，好きな音楽を聞くということなので，糖尿病に悪影響が及んでいないと考えられるからです．

　以上より，対象者に「ストレス」とうまくつき合ってもらうための働きかけは，次のようにまとめられます．

> ①対象者にとってのストレッサーを明らかにする
> ②ストレッサーに対する対象者の「とらえ方」と「対処の方法」を把握する
> ③ストレッサーに対する対象者の「とらえ方」と「対処の方法」を健康的なものに変えてもらう

　ただし，初対面でいきなり，"あなたの「ストレス」の基は何ですか"と聞いても，正直に答えてくれる人はそう多くはないでしょう．というのも，「ストレス」に関することは，かなりプライベートな部分にかかわることが少なくないからです．そのため，対象者との関係がある程度うまく築けたあとで，「ストレス」について踏み込んだ話を聞くようにすることが必要でしょう．

まとめ

　生活習慣を変えた対象者に，その生活習慣を続けてもらうには，「ストレス」とうまくつき合ってもらう必要がある．
　具体的な働きかけの方法は以下のとおり．

1．対象者にとってのストレッサーを明らかにする
2．ストレッサーに対する対象者の「とらえ方」と「対処の方法」を把握する
3．ストレッサーに対する対象者の「とらえ方」と「対処の方法」を健康的なものに変えてもらう

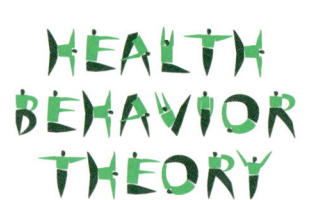

HEALTH
BEHAVIOR
THEORY

第6章
サポート

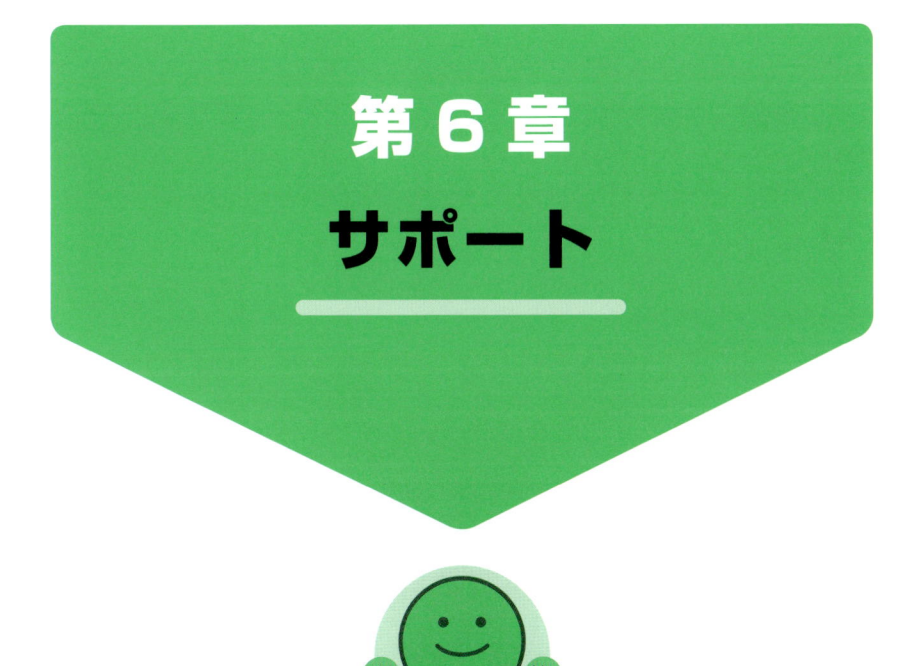

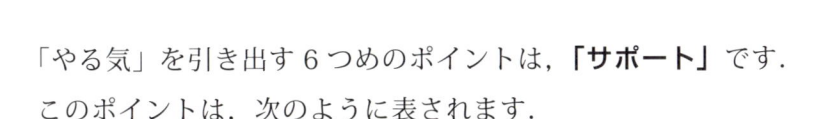

「やる気」を引き出す6つめのポイントは，**「サポート」**です．このポイントは，次のように表されます．

> 生活習慣を変えた対象者に，その生活習慣を続けてもらうには，周りからの「サポート」を活用してもらうことが勧められる．

例えば，運動を始めた対象者に運動を続けてもらうには，家族や友人，保健・医療スタッフなどからの「サポート」を活用してもらうことが望ましいということです．

　もちろん，変えた生活習慣を1人で続けていける人もいると思いますが，周りからいろいろなサポートを受けることで，変えた生活習慣を続けやすくなると考えます．

　序章でも触れましたが，周りからの「サポート」である社会的支援は，次の2つに分けることができます．

> **気持ちのサポート**：励ましや共感，賞賛などを与えてくれること
> **物のサポート**：具体的に形がある物の提供や，問題解決に役立つ情報の提供など

　これらは，どちらの「サポート」の方がよいということではなく，対象者が必要としている「サポート」が，タイミングよく提供されることが重要だということです．

　そのため，対象者が「気持ちのサポート」と「物のサポート」のどちらを必要としているかを把握し，対象者のニーズに合った「サポート」を提供することが望まれます．というのも，周りからの「サポート」が対象者にとって常に役立つとは限らず，対象者のニーズに合わない「サポート」では，ありがた迷惑ということもあり得るからです．

　周りからの**「サポート」の主な働き**としては，次の2つが考えられます．

> 1. 変えた生活習慣を維持するのに役立つ
> 2. ストレスの影響を和らげてくれる

「サポート」の主な働きのそれぞれについて，以下に例を使って説明をします．

1. 変えた生活習慣を維持するのに役立つ

糖尿病で食事療法を始めた高田さんの場合

高田さんの独り言を聞いてください．

> 糖尿病の食事療法を始めたが，子どもも「パパ頑張って」と応援してくれているし，妻も食事の献立を工夫してくれているので，何とか続けていけると思う

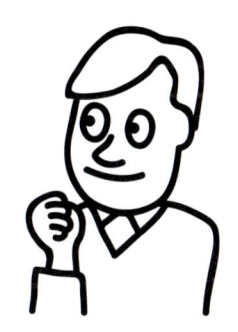

この独り言から，高田さんは，食事療法について次のような「サポート」を受けていることが分かります．

気持ちのサポート：子どもからの応援
物のサポート：妻が食事の献立を工夫してくれていること

周りからこれらの「サポート」を受けることによって，高田さんが食事療法を続けていける可能性が高くなるということです．

2. ストレスの影響を和らげてくれる

　例えば，対象者がストレスのかかる状況にあっても，周りから「サポート」を受けることで，ストレスとうまくつき合えるようになると考えます．

　ストレスがかかった状態というのは，いったん生活習慣を変えた後でも，以前の不健康な生活習慣に逆戻りしやすいと言われています．その意味で，周りからの「サポート」がストレスの影響を和らげてくれることで，変えた生活習慣を続けやすくなるということです．

　以下は，周りからの「サポート」がストレスの影響を和らげてくれることを説明する図です．

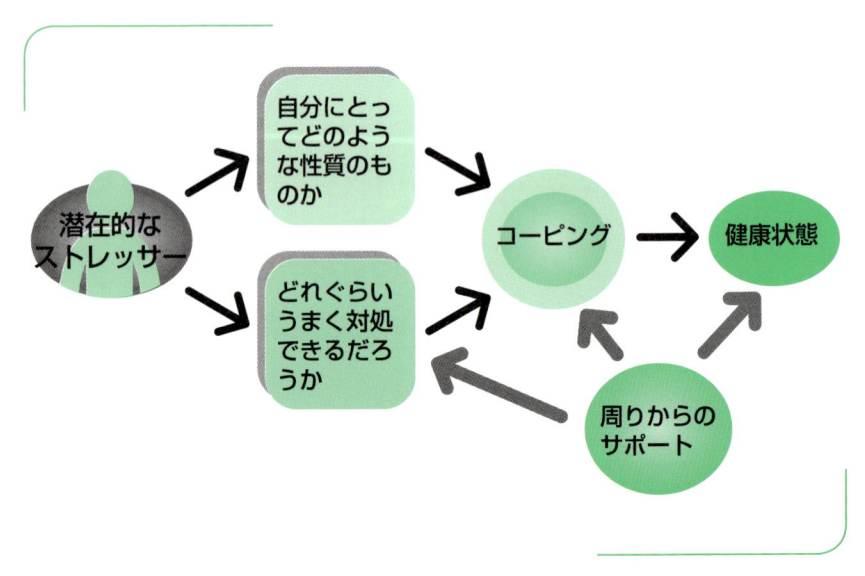

図10　周りからの「サポート」のストレスとコーピングへの影響

(文献10) p116の図を一部改変

第6章 サポート

　図10の周りからの「サポート」以外の部分は，第5章の「ストレス」で示したストレスとコーピングの図（p46）です．
　第5章でも述べましたが，ストレスとうまくつき合うためには，ストレッサーになりそうな事柄に対する「とらえ方」と「対処の方法」が重要です．
　図10は，周りからの「サポート」が，その事柄に対する「とらえ方」と「対処の方法」や，健康状態に影響を与えるということを示しています．
　具体的には，周りから「サポート」を受けることで，ストレッサーにうまく対処できるという気持ちが強まり，その結果，ストレッサーとしての強さが弱まることが期待されます．また，実際にストレッサーに対処する場合にも，周りから「サポート」を受けることで，うまく対処できる可能性が高まるということです．

　このことについて，以下に例を使って説明をします．

「ストレス」とうまくつき合えていない藤田さんの場合

　第5章の「ストレス」では，ストレスとうまくつき合えていない糖尿病の藤田さんを例に挙げました（p49）.

　第5章で示した藤田さんの独り言をもう一度聞いてみましょう.

> 姑との関係はストレスになりやすいのよね．でも，どうすることもできないし．姑のことでイライラしたときは，甘いものをたくさん間食してしまうの．普段は甘いものの間食は控えているんだけど……

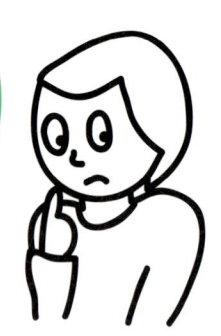

　この独り言を第5章で示したストレスとコーピングの図に当てはめると，次のようになります.

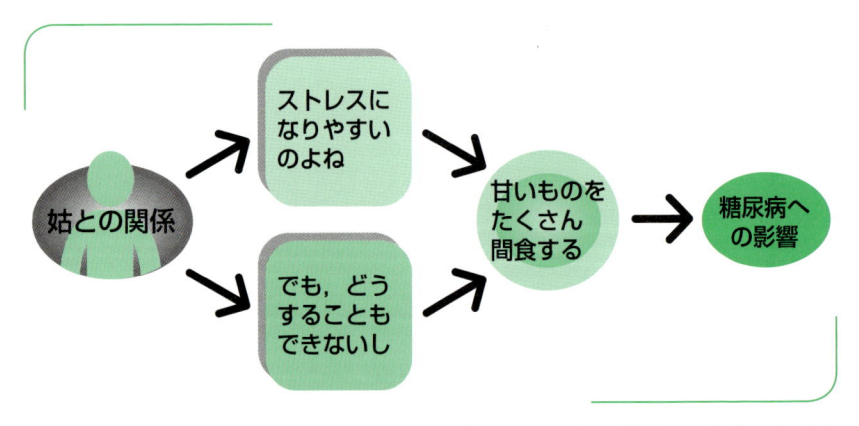

図8　「姑との関係」に対する藤田さんの「とらえ方」と「対処の方法」（再掲）

第6章 サポート

　また，第5章の「ストレス」では，藤田さんと同じように糖尿病で，姑との関係にうまく対処している川崎さんも例として挙げました（p52）．

　もしも，この藤田さんと川崎さんが友だち同士で，姑のことで藤田さんが川崎さんに愚痴を聞いてもらったり，川崎さんから姑とうまくやっていくためのアドバイスをもらえると，藤田さんにとって，姑との関係についてのストレスが和らぐことが期待できます．

　このことを図に表すと次のようになります．

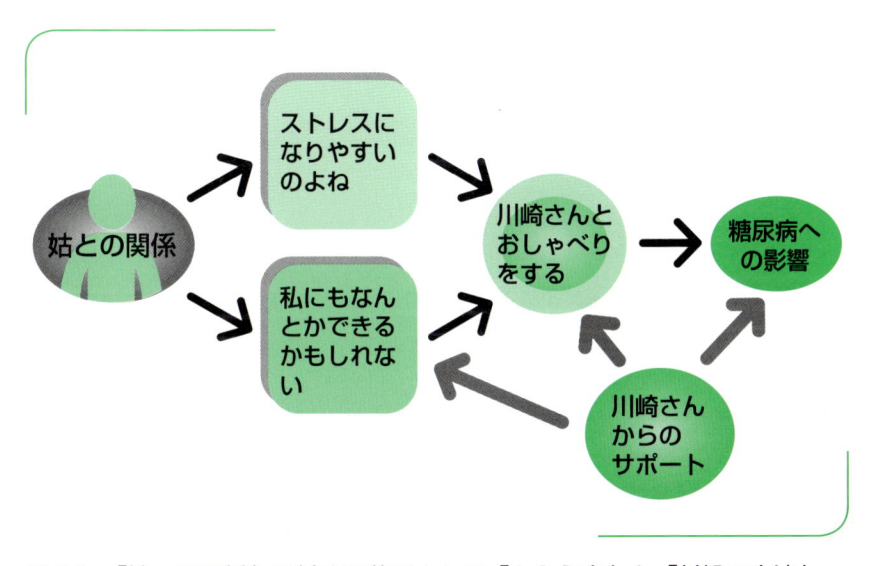

図11　「姑との関係」に対する藤田さんの「とらえ方」と「対処の方法」
　　　（川崎さんからの「サポート」を受けた場合）

　この場合，藤田さんは，姑との関係について「どうすることもできない」と思っていたのが，川崎さんからアドバイスを受けることで，「私にもなんとかできるかもしれない」と思えたり，「甘いものをたくさん間食する」代わりに，「川崎さんとおしゃべりをする」

ことで，うまくストレスを発散できる可能性が高まると考えます．その結果，糖尿病への悪影響を防ぐことが期待できます．

また，周りからの「サポート」の効果については，実際に「サポート」を受けなくても，困ったときには「サポート」を受けられると思えるだけでも，ストレスの影響を和らげてくれると言われています．

3．周りからの「サポート」を活用するための具体的方法

対象者に周りからの「サポート」を活用してもらう場合の具体的方法は，以下の3つにまとめられます．

> ① 「サポート」を提供してくれそうな人を見つける
> ② その人からどのような「サポート」が期待できるかを考える
> ③ その人に「サポート」を依頼する

それぞれについて，以下に説明をします．

❶「サポート」を提供してくれそうな人を見つける

まず，誰が対象者に「サポート」を提供してくれそうかを考えます．この作業は対象者と一緒に行うと，より的確に「サポート」を提供してくれそうな人を見つけることができるでしょう．

また，「サポート」を提供してくれそうな人としてまず思い浮かぶのは，一緒に生活をしている家族です．ですから，「サポート」を提供してくれそうな人の候補として，まずは家族を考えることが

妥当だと思います．

❷ その人からどのような「サポート」が期待できるかを考える

次に，その人からどのような「サポート」を期待することができるかを考えます．人によっては，具体的に何かを手伝ってもらうということではなく，気持ちの「サポート」を期待できる人もいるかもしれません．

❸ その人に「サポート」を依頼する

「サポート」を提供してくれそうな人と，その人から期待できる「サポート」の種類が明らかになったら，その人に対して「サポート」の提供をお願いすることを考えます．

この場合，「サポート」というのは受けるばかりではなく，お互いに「サポート」し合う方が気持ちのうえで負担を感じにくく，長続きしやすいと考えられます．

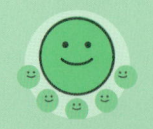

まとめ

　生活習慣を変えた対象者に，その生活習慣を続けてもらうには，周りからの「サポート」を活用してもらうことが勧められる．

　周りからの「サポート」は，**「気持ちのサポート」**と**「物のサポート」**の2つに大きく分けられる．

　「サポート」を活用する場合の具体的な方法は次のとおり．
1．「サポート」を提供してくれそうな人を見つける
2．その人からどのような「サポート」が期待できるかを考える
3．その人に「サポート」を依頼する

第7章
努　力

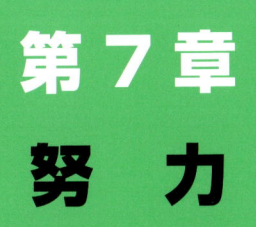

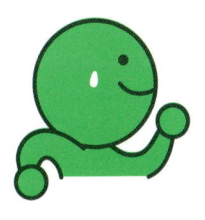

「やる気」を引き出す7つめのポイントは，**「努力」**です．
このポイントは，次のように表されます．

> 対象者に生活習慣を変えようという「やる気」になってもらうには，自分の健康状態は，自分の「努力」によって決まると思ってもらう必要がある．

例えば，対象者に運動を勧めて「やる気」になってもらうには，対象者が運動を行うという「努力」をすることで，健康状態がよくなると思ってもらう必要があるということです．もしも対象者が，自分がいくら「努力」をしても健康状態が変わらないと思っていれば，運動をしようという「やる気」にはなりにくいと考えます．

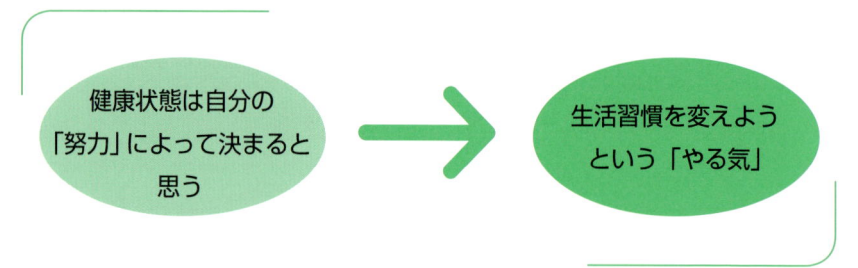

健康状態は自分の「努力」によって決まると思う → 生活習慣を変えようという「やる気」

この考えは，序章で触れた「健康に関するコントロール所在」に基づくものです．「健康に関するコントロール所在」とは，人が，自分の健康状態は自分の「努力」によって決まると考えるか，「他人の力」や「運」によって決まると考えるかということを言います．

健康状態は自分の「努力」によって決まると考える人の方が，治療やセルフケアに前向きに取り組み，生活習慣を変えようという「やる気」になりやすいと考えられます．

対象者に生活習慣を変えようという「やる気」になってもらうには，対象者の「健康に関するコントロール所在」を把握して，それに合わせた働きかけをすることが必要です．

このことについて，以下に例を挙げて説明をします．

第7章 努 力

健康状態は自分の「努力」によって決まると考える山崎さんの場合

山崎さんの独り言を聞いてください．

> 健康になれるかどうかは自分の努力次第だと思うので，健康のために生活習慣を変えようと思う

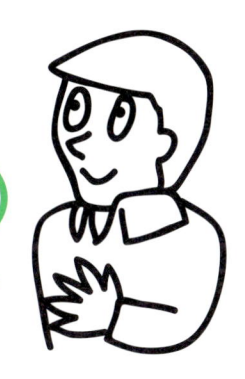

山崎さんは，健康状態は自分の「努力」によって決まると考えているので，健康のために生活習慣を変えようという「やる気」になっていると考えられます．

健康になれるかどうかは自分の「努力」次第だと思う ◯→ 生活習慣を変えようという「やる気」

自分の「努力」によって健康状態が決まると考える人は，治療やセルフケアに前向きな気持ちがあると思われるので，働きかけの基本姿勢としては，山崎さんの自主性を尊重することが勧められます．

ただし，このような人の中には，結果のすべてが自分の「努力」によって決まると考えてしまう人もいると思われます．そのような人は，例えば，血液検査の結果がちょっと悪くなったりすると，そ

れをすべて自分のせいにして,自分を責めてしまう可能性があります.そのような場合には,健康になれるかどうかのすべてが,対象者の「努力」によって決まるとは言えない部分もあることを説明し(例えば,体質や環境の影響など),あまり自分を責め過ぎないようにしてもらうことも必要です.

第7章 努力

> 健康状態は「他人の力」によって決まると考える武田さんの場合

武田さんの独り言を聞いてください．

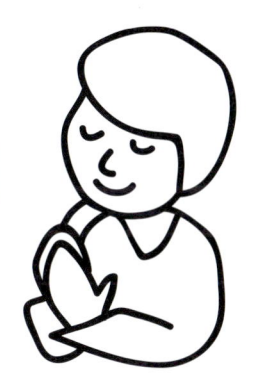

> 自分が健康になれるかどうかは，スタッフの腕次第だと思うわ．スタッフにすべておまかせしましょう

```
┌─ 自分が健康になれる ─┐     △      ┌─ 生活習慣を変えよう ─┐
│ かどうかは，スタッフの腕 │  ────→   │ という「やる気」      │
│   次第だと思うわ      │            └───────────────────┘
└────────────────────┘
```

　武田さんは，健康状態は「他人の力」によって決まると考えているわけですが，高齢者などでは，このように考える人も少なくないと思います．また，この考え方は，状況によってはそのとおりと言える場合もあると思います．

　例えば，手術を受けるような場合は，手術がうまくいくかどうか（自分が健康になれるかどうか）は，手術を執刀する医師の腕にかかっていると思うのも不思議ではありません．そのときには，"先生にすべておまかせしよう"という気持ちにもなるでしょう．

　ただ，生活習慣病の予防や治療では，"スタッフにすべておまか

せしよう"と言っても，対象者本人の食事や運動に関する生活習慣の改善が必要になります．

　その意味で，「他人の力」によって健康状態が決まると考える人には，生活習慣病の予防や治療のためには，対象者本人の「努力」も必要であることを分かってもらわなくてはなりません．その場合は，スタッフがある程度リードする形で，働きかけるとよいでしょう．

第7章 努力

健康状態は「運」によって決まると考える糖尿病の中村さんの場合

中村さんの独り言を聞いてください．

> 健康になれるかどうかは運だと思うから，健康のために生活習慣を変えようとは思わない

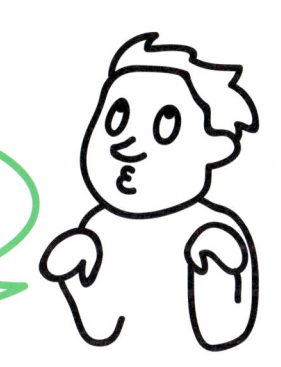

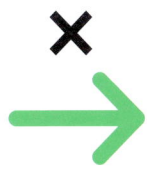

健康になれるかどうかは運だと思う ×→ 生活習慣を変えようという「やる気」

　中村さんは，健康状態は「運」によって決まると考えているので，健康のために生活習慣を変えようという「やる気」にはなっていないと考えられます．

　保健指導や患者指導の現場では，ときどきこのような人がいると思いますが，中村さんのような人に生活習慣を変えようという「やる気」になってもらうには，どうしたらいいのでしょうか．

　それには，健康状態は決して「運」だけで決まるのではないということを理解してもらう必要があります．

　例えば，生活習慣病というものは，糖尿病や高血圧などになりやすい体質を親から受け継いでいる場合があり，それは，ある意味で

「運」と言えなくもありません．しかし，これらの病気になるかどうかや，病気が進んでしまうかどうかは「運」だけで決まるのではなく，その人の生活習慣によって左右されることになります．そのため，生活習慣病という名前がついているわけです．

　生活習慣というのは，とりもなおさず食習慣や運動習慣といった行動のことですので，その人の行動が生活習慣病のなりやすさや進みやすさを決めているということになります．つまり，本人の行動（「努力」）が健康状態を左右しているということです．

　中村さんへの具体的な働きかけについては，例えば，中村さんの血糖値が経過中に上がった場合には，その理由を中村さんと一緒に考えることが勧められます．今回の血糖値が上がった理由として，中村さんの食事や運動といった行動が影響していなかったかを探ってみるということです．そうすることで，血糖コントロールが悪くなった原因を，"なぜか分からないけれど悪くなった"ではなく，中村さんの食事や運動といった行動に求めることで，健康状態は決して「運」だけで決まるのではなく，自分の行動が健康状態を左右しているんだと感じてもらうということです．

　これは，血糖コントロールが改善した場合も同じです．なぜ血糖コントロールがよくなったのかという原因を，中村さんの生活習慣に求めるということです．

　中村さんのように，「運」が健康状態を決めると考える人には，健康というものは自分でつくるものであることを分かってもらう必要があります．その意味で，対象者の現在の健康状態は，本人の生活習慣によって影響を受けている部分が大きく，その生活習慣を変

えることで健康状態をよくできることを説明することが重要です．

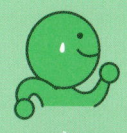

> **まとめ**
>
> 　対象者に生活習慣を変えようという「やる気」になってもらうには，自分の健康状態は，自分の「努力」によって決まると思ってもらう必要がある．
>
> 　健康状態が何によって決まると考えるかについての対象者の分け方と，それに合わせた働きかけは以下のようにまとめられる．
>
> 自分の「努力」によって決まると考える人の場合：
> 　対象者の自主性を尊重する
>
> 「他人の力」によって決まると考える人の場合：
> 　スタッフがある程度リードする形で，対象者の「努力」を促す
>
> 「運」によって決まると考える人の場合：
> 　健康状態は「運」だけで決まるのではなく，本人の「努力」によって左右されるということを分かってもらう

第8章
ステージ

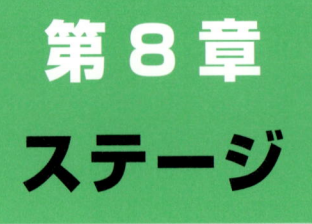

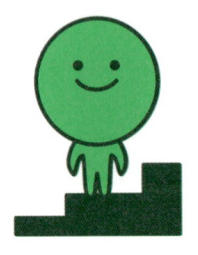

「やる気」を引き出す8つめのポイントは，**「ステージ」**です．このポイントは，次のように表されます．

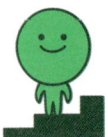

> 対象者に生活習慣を変えようという「やる気」になってもらったり，変えた生活習慣を続けてもらうには，対象者の変化の「ステージ」を把握して，それに合わせた働きかけをする必要がある．

第8章 ステージ

　序章で触れた変化のステージモデルでは，人が生活習慣を変えようという「やる気」になって，生活習慣を変えてそれを続ける場合には，次の5つの「ステージ」を通ると考えます．

無関心期	関心期	準備期	行動期	維持期
6カ月以内に生活習慣を変える気がない	6カ月以内に生活習慣を変える気がある	1カ月以内に生活習慣を変える気がある	生活習慣を変えて6カ月未満である	生活習慣を変えて6カ月以上である

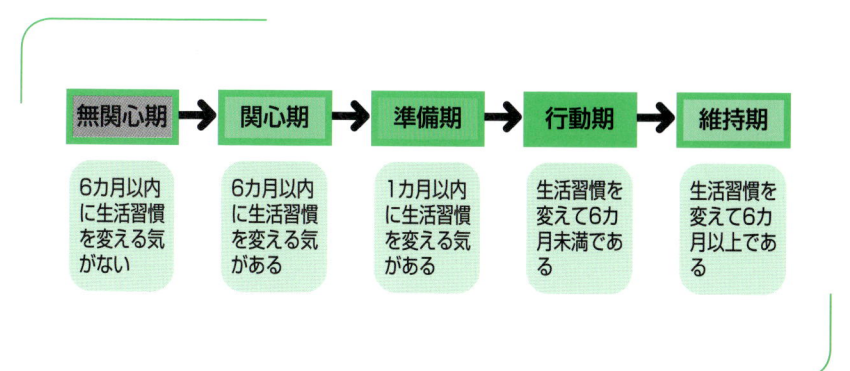

図12　変化のステージモデルの5つの「ステージ」

　そして，対象者に生活習慣を変えようという「やる気」になってもらったり，変えた生活習慣を続けてもらうには，対象者が生活習慣を変えることについてどの「ステージ」にいるかを把握し，対象者の「ステージ」に合わせた働きかけが必要だということです．

　なぜ対象者の「ステージ」に合わせた働きかけが必要かというと，そうすることで，相手のニーズや状況に合った働きかけとなり，生活習慣を変えようという「やる気」を引き出しやすくなったり，変えた生活習慣を続けやすくなると考えるからです．

　それぞれの「ステージ」の特徴について，変化のステージモデルの提唱者であるプロチャスカの記述[11]や関連論文を基に，禁煙を例にして，以下に説明をします．

1.「無関心期」の特徴

　生活習慣を変えることに関心がない「無関心期」の人は，スタッフからの働きかけに対して，ときに，防衛や抵抗，否定の反応を示す傾向があります．

　例えば，"タバコを吸っているとこのままでは健康面でまずい"とスタッフから言われても，"自分だけは大丈夫だ"とか，"自分の好きにさせて欲しい"とか，"近所のおじいさんはタバコを吸っていて80歳まで生きた"と言ったりするような場合です．

　そして，禁煙に関して「無関心期」にいる理由としては，喫煙の健康被害について十分知らなかったり，過去に禁煙にトライして失敗に終わった場合など，さまざまなものが考えられます．

　また，禁煙について「無関心期」の人は，禁煙することのメリットよりもデメリットの方が大きいと感じていると考えられます．

2.「関心期」の特徴

　生活習慣を変えることに関心がある「関心期」の人は，将来的に生活習慣を変えたいとは思っていても，「関心期」に長く留まってしまう傾向にあります．

　例えば，"禁煙しなくてはと思っているんだけど……"と言いながら，タバコを吸い続けているような場合です．そして，禁煙について「関心期」の人は，禁煙することのメリットとデメリットを同じぐらいに感じていると考えられます．

3.「準備期」の特徴

　生活習慣を変えることについて「準備期」の人は，生活習慣を変えることの具体的な計画を持っている状態です．

　例えば，禁煙に関して，「いつ」から禁煙をして「どのように」続けていくかについて，具体的な計画を立てている状態です．そして，禁煙について「準備期」の人は，禁煙することのメリットの方がデメリットよりも大きいと感じていると考えられます．

4.「行動期」の特徴

　生活習慣をすでに変えている「行動期」の人は，最初の1～2カ月が最も「逆戻り」しやすいと言われています．

　例えば，禁煙を始めても，何かのきっかけでまた吸い始めてしまう可能性が高いということです．

5.「維持期」の特徴

　変えた生活習慣を維持している「維持期」の人は，「維持期」に入ったとしても，「逆戻り」の可能性がなくなったわけではありません．

　例えば，禁煙を始めて6カ月以上経った「維持期」の人でも，またタバコを吸い始めてしまう可能性は残っているということです．

6. 変化のステージに合わせた働きかけをする場合の留意点

　対象者の変化の「ステージ」に合わせた働きかけをする場合の留

意点として，次の2点が挙げられます．

> ① 1つ先の「ステージ」に進むことを目標にする
> ②「逆戻り」についての対策を考える

それぞれについて，以下に説明をします．

❶ 1つ先の「ステージ」に進むことを目標にする

例えば，運動をすることに関して「無関心期」の人には，「関心期」に進んでもらうことを目標にし，「関心期」の人には「準備期」に進んでもらうことを目標にするということです．以下，「準備期」と「行動期」の人への働きかけの目標についても同じです．

❷「逆戻り」についての対策を考える

人の生活習慣が変わって維持されるプロセスというのは，常に，「無関心期」→「関心期」→「準備期」→「行動期」→「維持期」と順調に進むとは限りません．中には，いったん生活習慣を変えて「行動期」に入ったのに，長続きせずに，また元の生活習慣に戻ってしまうこともあります．このようなことを「**逆戻り**」といいます．

例えば，運動を始めたのに，いつのまにか運動をしなくなってしまうような場合です．生活習慣が変わるプロセスにおいて，このような「逆戻り」は珍しいことではありません．例えば，禁煙に関する研究からも，禁煙に成功した人は，平均して過去に数回は「逆戻り」を経験しているとも言われています．

「逆戻り」の研究で有名なマーラットの記述に基づいて[12,13]，「逆戻り」の予防と対策の方法は，以下のようにまとめられます．

> ① 「逆戻り」の起きやすい状況を避ける
> ② 「逆戻り」の起きやすい状況に対する対処の方法を考えておく
> ③ 一時的に「逆戻り」した場合には，自分を責めたり，「逆戻り」の原因を意志の弱さに求めない

それぞれについて，以下に説明をします．

❶「逆戻り」の起きやすい状況を避ける

喫煙やアルコールの過飲など，以前行っていた**不健康な生活習慣に「逆戻り」しやすい状況**として，野口は以下の6つを挙げています[14]．

- ネガティブな気持ちのとき（抑うつ，不安，ストレスがかかった状態のとき）
- 「やる気」が少なくなったとき
- 目標を失ったとき
- 周りからのサポートが得られなくなったとき
- 人間関係で葛藤状態にあるとき
- 以前その行動を行っていた場所や状況に身を置いたとき

「逆戻り」を予防する第一の方法は，これらの「逆戻り」の起きやすい状況をできるだけ避けるということです．

しかし，「逆戻り」の起きやすい状況をいつも避けることができるとは限りません．そのような場合には，どうしたらいいのでしょうか．

❷「逆戻り」の起きやすい状況に対する対処の方法を考えておく

　「逆戻り」の起きやすい状況に身を置いたときの対処方法について，あらかじめ考えておくということです．例えば，ストレスがかかったときでも，喫煙やアルコールの過飲など，以前行っていた不健康な行動で対処するのではなく，運動やリラクセーションなどの健康的な方法で対処することが勧められます．

　しかしそうは言っても，場合によっては，一時的に「逆戻り」をしてしまうこともあると思います．そのような場合には，どうしたらいいのでしょうか．

❸ 一時的に「逆戻り」した場合には，自分を責めたり，「逆戻り」の原因を意志の弱さに求めない

　一時的に以前の不健康な生活習慣に「逆戻り」してしまった場合には，自分を責めたり，「逆戻り」の原因を自分の意志の弱さに求める人もいると思います．しかしそれでは，再び生活習慣を変えようという前向きな「やる気」にはつながりにくいと考えます．

　そのような場合には，一時的な「逆戻り」はときどきあることで，今回は「逆戻り」の起きやすい状況への対処方法がうまくいかなかったのだと考え，次は違った方法で対処することを考えてもらったり，対処の方法をもう少し練習してもらうことが必要です．つまり，今回の一時的な「逆戻り」から学習することで，前向きに再チャレンジをしてもらうということです．

この第8章まで，対象者の「やる気」を引き出す8つのポイントとして，「よい」「自信」「まずい」「妨げ」「ストレス」「サポート」「努力」「ステージ」について説明をしてきました．

　次章では，限られた時間の中で対象者に働きかけを行う場合に，変化の「ステージ」に合わせて，「やる気」を引き出すポイントを絞って働きかける方法について，説明をしたいと思います．

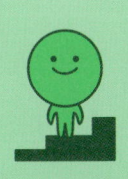

> **まとめ**
>
> 　対象者に生活習慣を変えようという「やる気」になってもらったり，変えた生活習慣を続けてもらうには，対象者の変化の「ステージ」を把握して，それに合わせた働きかけをする必要がある．
> 　その場合に留意する点として，次の2つが挙げられる．
> 1．1つ先の「ステージ」に進むことを目標にする
> 2．「逆戻り」についての対策を考える

第9章
まとめ

　これまで，「やる気」を引き出す8つのポイントとして，「よい」「自信」「まずい」「妨げ」「ストレス」「サポート」「努力」「ステージ」について説明をしてきました．

　対象者に生活習慣を変えようという「やる気」になってもらったり，変えた生活習慣を続けてもらうには，この8つのポイントから働きかけるとよいということです．

　第8章でも触れましたが，限られた時間の中で保健指導や患者指導を行う場合には，次のことが勧められます．

　対象者に生活習慣を変えようという「やる気」になってもらったり，変えた生活習慣を続けてもらうには，対象者の変化の「ステージ」に合わせて，働きかけのポイントを絞ることが勧められる．

例えば，対象者に運動を勧める場合には，対象者が運動をすることについて，「無関心期」から「維持期」のどの「ステージ」にいるかによって，「よい」「自信」「まずい」「妨げ」「ストレス」「サポート」「努力」の中から，優先的に働きかけるポイントを決めるということです．

　対象者の「ステージ」に合わせて，主にどのポイントから働きかけたらよいかについて，以下に図示します（図13）．

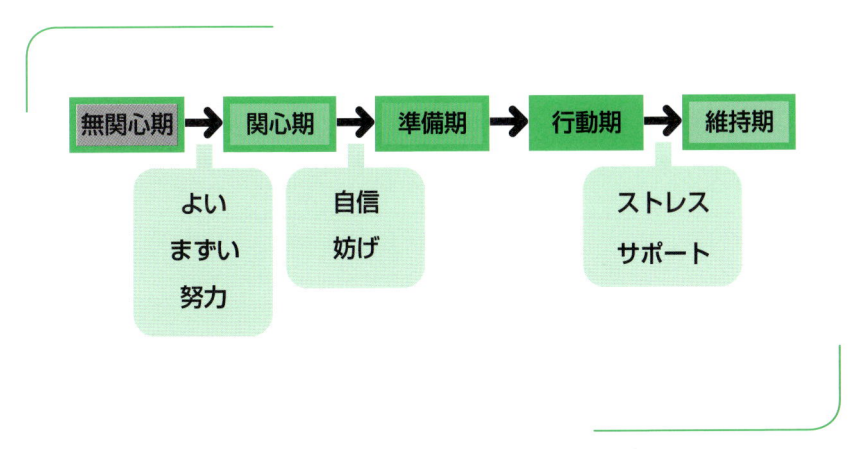

図13　対象者の変化の「ステージ」に合わせた働きかけのポイント

　この図は，変化のステージに合わせた働きかけに関するプロチャスカの記述など[3,11]も参考にし，「ステージ」ごとに「やる気」を引き出す他の7つのポイントを割り振ったものです．

　図13に基づいて，対象者の変化の「ステージ」に合わせた働きかけについて，運動を例にして，以下に説明をします．

1.「無関心期」の場合

　運動をすることに関心がない「無関心期」の対象者には,「**よい**」「**まずい**」「**努力**」のポイントから働きかけることが勧められます.
　つまり,運動をすることは「**よい**」ことで,このままだと「**まずい**」と感じてもらい,自分の「**努力**」によって健康状態が決まると思ってもらうことで,「関心期」に進んでもらうということです.

　なお,これらの「やる気」のポイントを対象者がどれぐらい満たしているかが分かれば,その対象者がまだ満たしていないポイントに焦点を絞ることで,さらにその対象者に合わせた働きかけができるようになります.

　これらの「やる気」のポイントの評価方法と働きかけは,次のように表されます.

よい：

　評価方法：対象者は,運動をすることをどれぐらい「よい」ことだと思っているのか？
　働きかけ：運動をすると,対象者が価値を置く結果につながると思ってもらう

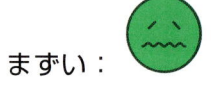

まずい：

　評価方法：対象者は,このままでは「まずい」とどれぐらい思っているのか？
　働きかけ：このままでは「まずい」と思ってもらう

努力：

　評価方法：対象者は，健康状態は自分の「努力」によって決まる
　　　　　　とどれぐらい思っているのか？
　働きかけ：健康状態は，自分の「努力」によって決まると思って
　　　　　　もらう

　「やる気」のポイントの評価結果に基づく働きかけとしては，例えば，運動をすることに関して「無関心期」の対象者が，このままでは「まずい」と思っていても，運動することをそれほど「よい」ことだとは思っていなかったり，自分の「努力」で健康状態が決まると考えていない場合には，「よい」と「努力」のポイントに焦点を絞って働きかけることが勧められます．

2．「関心期」の場合

　運動をすることに関心がある「関心期」の対象者には，「自信」と「妨げ」のポイントから働きかけることが勧められます．
　つまり，"運動をすることに関心はあるんだけど……"という"……"の部分を解決するために，運動をうまく行うことができるという「自信」を高めたり，運動をすることを「妨げ」ているものを減らすということです．そうすることで，そろそろ運動をしようという「準備期」に進んでもらうということです．

　なお，「無関心期」の対象者への働きかけと同様に，これらの「やる気」のポイントを対象者がどれぐらい満たしているかが分かれば，その対象者がまだ満たしていないポイントに焦点を絞ることで，さ

らにその対象者に合わせた働きかけができるようになります．

　それぞれのポイントの評価方法と働きかけは，次のように表されます．

自信：

　評価方法：対象者は，うまく運動を行うことができるという「自信」がどれぐらいあるのか？

　働きかけ：運動をうまく行うことができるという「自信」を持ってもらう

妨げ：

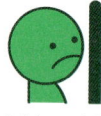

　評価方法：対象者にとって，運動をすることを「妨げ」ていることは何か？

　働きかけ：運動をすることを「妨げ」ていることをできるだけ減らす

　「やる気」のポイントの評価結果に基づく働きかけとしては，例えば，運動をすることに関して「関心期」の対象者が，うまく運動を行うことができるという「自信」はあっても，他のことが「妨げ」となって運動への「やる気」が出ていないことが分かれば，「妨げ」のポイントに焦点を絞って働きかけることが勧められます．

3.「準備期」の場合

　そろそろ運動しようと思っている「準備期」の対象者には，働きかけをすることで，「行動期」に進んでもらうことを目標にします．
　「準備期」の人への働きかけは図13には示していませんが，周りの人に「いついつから運動をする」と決意表明をしてもらったり，運動の具体的な計画を立ててもらったり，運動を実施するうえでの具体的なアドバイスをすることなどが挙げられます．

4.「行動期」と「維持期」の場合

　運動をすでに始めた「行動期」や，運動を続けている「維持期」の対象者には，**「ストレス」**と**「サポート」**のポイントから働きかけることが勧められます．
　つまり，運動に関して「行動期」や「維持期」の対象者には，「ストレス」とうまくつき合ってもらったり，周りからの「サポート」を活用してもらうことで，「逆戻り」を防いで運動を続けてもらうようにするということです．

　「無関心期」と「関心期」の場合と同じように，これらの「やる気」のポイントを対象者がどれぐらい満たしているかが分かれば，その対象者がまだ満たしていないポイントに焦点を絞ることで，さらにその対象者に合わせた働きかけができるようになります．

　それぞれのポイントの評価方法と働きかけは，次のように表されます．

ストレス：

　評価方法：対象者は,「ストレス」とどれぐらいうまくつき合えているのか？

　働きかけ：ストレスとうまくつき合ってもらう

サポート：

　評価方法：対象者は,運動を続けるうえで周りからどれぐらい「サポート」が受けられそうか？

　働きかけ：運動を続けて行くうえで,周りからの「サポート」を活用してもらう

　「やる気」のポイントの評価結果に基づく働きかけとしては,例えば,運動をすることに関して「行動期」や「維持期」の対象者が,運動をすることについて周りからの「サポート」を受けていても,「ストレス」とうまくつき合えていないことが分かれば,「ストレス」というポイントに絞って働きかけることが勧められるということです.

　なお,図13の「ステージ」ごとの働きかけのポイントは,あくまでも1つの目安であり,"この「ステージ」の対象者には,このポイントからしか働きかけを行ってはいけない"という固定したものではありません.

　場合によっては,例えば,「関心期」の対象者に「よい」というポイントから働きかけを行ったり,「準備期」の対象者に「自信」というポイントから働きかけを行うなど,状況に応じて,柔軟に対

応してください.

　それぞれの「やる気」のポイントが，その対象者でどれぐらい満たされているかを評価する方法は，対象者と話をすることでスタッフの皆さんが主観的に評価することもできますし，対象者本人に直接答えてもらうことも可能です．対象者本人に直接答えてもらう方法として，『健康行動理論 実践編』に「健康行動の変容に関するチェックシート」を掲載しています．

　このチェックシートでは，対象者にある行動を勧める場合，8つのポイントについての質問文が記載されていて，それに答えてもらうことで，対象者の考えや感じ方を知ることができるようになっています．

　例えば，対象者に運動を勧める場合は，「よい」というポイントについては，"あなたは定期的に運動を行うことはよいことだと思いますか"という質問に対し，「全くそう思わない」を0,「非常にそう思う」を10として，0〜10の中で当てはまる数字に○をつけてもらうようになっています．また，「よい」以外の他のポイントについても，同じような方法で答えてもらう形になっています．

　このチェックシートはフリーコピーにしているので，現場での保健指導や患者指導に大いに活用してください．

　ところで，『健康行動理論 実践編』では，8つのポイントのすべての面から対象者の考えや感じ方を評価し，その対象者で，まだ十分に満たされていないと考えられるポイントに焦点を絞って働きかけることを勧めました．

入院患者さんなどで時間的に余裕がある場合は，先の「健康行動の変容に関するチェックシート」のすべての項目に答えてもらうことで，いろいろな面から対象者を知ることができるという利点があります．しかし，保健指導や患者指導の時間が長くとれない場合は，本章で説明したように，対象者の「ステージ」を知ることで，さらに対象者への評価と働きかけのポイントを絞ることをお勧めします．

5．「やる気」を引き出す働きかけを行う場合の留意点

　最後に，8つのポイントを利用して対象者の「やる気」を引き出す働きかけを行う場合の留意点として，以下の3点を挙げておきます．

> ① 8つのポイントは働きかけの道しるべである
> ② 8つのポイントを意識して働きかけを行う
> ③ コミュニケーションの技術も重要である

　それぞれについて，以下に説明をします．

❶ 8つのポイントは働きかけの道しるべである

　例えば，「やる気」を引き出す8つのポイントに従って対象者に働きかけを行っても，対象者が必ず生活習慣を変えようという「やる気」になるとは限りません．
　その理由は，人が生活習慣を変えようという「やる気」になるか

どうかは，これらの8つのポイントだけですべて決まっているわけではないからです．人の「やる気」や行動というのはそれほど単純なものではなく，その人の性格や社会経済的状況なども含め，他のいろいろな要因によって影響を受けていると考えられます．

ただ，対象者の「やる気」を引き出す働きかけを行う場合に，働きかけのポイントとしての枠組みがないと，どこからどのように働きかけをしたらよいかが，なかなか見えてこないというのも事実でしょう．そのような場合に，働きかけの道しるべとして，これらの8つのポイントを活用してもらえればと思います．

❷ 8つのポイントを意識して働きかけを行う

現場での経験が長いスタッフであれば，8つのポイントについて特に意識はしていなくても，だいたいポイントに沿った形で保健指導や患者指導を行っていたと感じた読者も多いのではないでしょうか．

それは経験の成せる技だと思いますが，この「意識するかどうか」ということが重要だと考えます．というのは，これらのポイントを意識しないで働きかけを行っていた場合は，あとから自分の働きかけを振り返って整理したり，他のスタッフとディスカッションをしたりする場合に，なかなかうまくいかないと考えられるからです．

そのためにも，ぜひこれらの8つのポイントを意識して働きかけを行ってください．

❸ コミュニケーションの技術も重要である

対象者の「やる気」を引き出す働きかけを行う場合には，対象者が生活習慣を変えることについてどう考え，どう感じているのかを

把握したうえで，働きかけることが勧められます．
　そのためには，対象者に思っていることをどれだけ正直に言ってもらえるか，対象者の考えや感じ方を，その言葉や話し方，しぐさや表情からどれだけ把握できるか，こちらの伝えたいことがどれだけきちんと対象者に伝わるか，ということが重要になってきます．
　その意味で，コミュニケーションの技術も重要であるということです．

まとめ

　対象者に生活習慣を変えようという「やる気」になってもらったり，変えた生活習慣を続けてもらうには，対象者の変化の「ステージ」に合わせて，以下のように，働きかけのポイントを絞ることが勧められる．
「無関心期」……「よい」「まずい」「努力」
「関心期」……「自信」「妨げ」
「行動期」と「維持期」……「ストレス」「サポート」

　また，保健指導や患者指導に8つのポイントを応用する場合は，次の3点に留意する必要がある．
1．8つのポイントは働きかけの道しるべである
2．8つのポイントを意識して働きかけを行う
3．コミュニケーションの技術も重要である

● 文 献

1) Rosenstock IM：Historical origins of the health belief model. Health Education Monographs, 2 (4)：328-335, 1974.
2) Bandura A：Self-efficacy：Toward a unifying theory of behavioral change. Psychological Review, 84 (2)：191-215, 1977.
3) Prochaska JO, Redding CA, Evers KE：The transtheoretical model and stages of change. In Karen G, Barbara KR, Frances ML (eds), Health behavior and health education：Theory, research, and practice (3rd ed). Jossey-Bass, pp99-120, 2002.
4) Ajzen I：Attitudes, personality, and behavior. The Dorsey Press, 1988.
5) Lazarus RS, Folkman S（著），本明　寛，春木　豊，織田正美（監訳）：ストレスの心理学 認知的評価と対処の研究．実務教育出版，1991.
6) Lefcourt HM：Social learning theory：A systematic approach to the study of perceived control. In Herbert ML (ed), Locus of control：Current trends in theory and research(2nd ed). Lawrence Erlbaum Associates, pp32-41, 1982.
7) Wallston KA, Wallston BS, Devellis R：Development of the multidimensional health locus of control (MHLC) scales. Health Education Monographs, 6 (2)：160-170, 1978.
8) 松本千明：医療・保健スタッフのための 健康行動理論 実践編 生活習慣病の予防と治療のために．医歯薬出版，2002.
9) Bandura A：Self-efficacy：The exercise of control. Freeman and Company, pp79-115, 1997.
10) Lerman C, Glanz K：Stress, coping, and health behavior. In Karen G, Frances ML, Barbara KR (eds), Health behavior and health education：Theory, research, and practice (2nd ed). Jossey-Bass, pp113-138, 1997.
11) Prochaska JO, Norcross JC, DiClemente CC：Changing for good. Quill, 2002.
12) Marlatt GA, Gordon JR：Relapse prevention. The Guilford Press, 1985.
13) Marlatt GA, George WH：Relapse prevention and the maintenance of optimal health. In Shumaker SA, et al (eds)：The handbook of health behavior change (2nd ed). Springer Publishing Company, pp33-58, 1998.
14) 野口京子：健康心理学．金子書房，1998.

付　録

第1章　よ　い

> 　対象者に生活習慣を変えようという「やる気」になってもらうには，"そうすることが「よい」ことだ"と思ってもらう必要がある．
> 　そのためには，生活習慣を変えると，本人が価値を置く結果につながると期待してもらえるように働きかける必要がある．

第2章　自　信

> 　対象者に生活習慣を変えようという「やる気」になってもらうには，うまくできるという「自信」を感じてもらう必要がある．
> 　対象者に「自信」を感じてもらうための主な方法として，「成功経験」と「モデリング」がある．

第3章 まずい

　対象者に生活習慣を変えようという「やる気」になってもらうには，"このままでは「まずい」"と思ってもらう必要がある．

　健康面で"このままでは「まずい」"と思うための条件として，次の2つが挙げられる．
1. このままだと，病気や合併症になる「可能性」が高いと思うこと
2. 病気や合併症になると，その結果が「重大」であると思うこと

　"このままでは「まずい」"と思ってもらう働きかけを行う場合の留意点として，次の2つが挙げられる．
1. 「危機感」をあおり過ぎたり，「脅し」になったりしないようにする
2. 実行できそうな行動とセットで勧める

第4章 妨げ

> 　対象者に生活習慣を変えようという「やる気」になってもらうには，そうすることを「妨げ」ているものを減らす必要がある．
> 　どんなことが生活習慣を変えようという「やる気」の「妨げ」になるかは，人や行動によって違うと考えられる．

第5章 ストレス

> 　生活習慣を変えた対象者に，その生活習慣を続けてもらうには，「ストレス」とうまくつき合ってもらう必要がある．
> 　具体的な働きかけの方法は以下のとおり．
>
> 1. 対象者にとってのストレッサーを明らかにする
> 2. ストレッサーに対する対象者の「とらえ方」と「対処の方法」を把握する
> 3. ストレッサーに対する対象者の「とらえ方」と「対処の方法」を健康的なものに変えてもらう

第6章　サポート

　生活習慣を変えた対象者に，その生活習慣を続けてもらうには，周りからの「サポート」を活用してもらうことが勧められる．

　周りからの「サポート」は，「気持ちのサポート」と「物のサポート」の2つに大きく分けられる．

「サポート」を活用する場合の具体的な方法は次のとおり．
1．「サポート」を提供してくれそうな人を見つける
2．その人からどのような「サポート」が期待できるかを考える
3．その人に「サポート」を依頼する

第7章　努　力

　対象者に生活習慣を変えようという「やる気」になってもらうには，自分の健康状態は，自分の「努力」によって決まると思ってもらう必要がある．

　健康状態が何によって決まると考えるかについての対象者の分け方と，それに合わせた働きかけは以下のようにまとめられる．

自分の「努力」によって決まると考える人の場合：
　対象者の自主性を尊重する

「他人の力」によって決まると考える人の場合：
　スタッフがある程度リードする形で，対象者の「努力」を促す
「運」によって決まると考える人の場合：
　健康状態は「運」だけで決まるのではなく，本人の「努力」によって左右されるということを分かってもらう

第8章　ステージ

　対象者に生活習慣を変えようという「やる気」になってもらったり，変えた生活習慣を続けてもらうには，対象者の変化の「ステージ」を把握して，それに合わせた働きかけをする必要がある．
　その場合に留意する点として，次の2つが挙げられる．
1．1つ先の「ステージ」に進むことを目標にする
2．「逆戻り」についての対策を考える

まとめ

　対象者に生活習慣を変えようという「やる気」になってもらったり，変えた生活習慣を続けてもらうには，対象者の変化の「ステージ」に合わせて，以下のように，働きかけのポイントを絞ることが勧められる．

「無関心期」……「よい」「まずい」「努力」
「関心期」……「自信」「妨げ」
「行動期」と「維持期」……「ストレス」「サポート」

　また，保健指導や患者指導に8つのポイントを応用する場合は，次の3点に留意する必要がある．
1．8つのポイントは働きかけの道しるべである
2．8つのポイントを意識して働きかけを行う
3．コミュニケーションの技術も重要である

索引

イ
維持期　4,77,87

ウ
運　6,71

カ
価値　12,17,18
関心期　4,76,85

キ
危機感　3
気持ちのサポート　6,56
期待　3
逆戻り　78
　　──の予防と対策の方法　79

ケ
計画的行動理論　4
結果の重大さ　32
健康行動の変容に関する
　チェックシート　89
健康信念モデル　3
健康に関するコントロール
　所在　6

コ
コーピング　5,45,48
コミュニケーション　91
コントロール所在　6
行動期　4,77,87

サ
サポート　55,56,62,88
　　──の主な働き　56

　　──を活用してもらう場
　合の具体的方法　62
妨げ　39,40,42,86

シ
自信　3,20,21,86
　　──の基　21
社会的支援　6
社会的認知理論　3
準備期　4,77,87

ス
ステージ　74,75,83
ストレス
　5,44,45,49,52,53,58,60,88
ストレッサー　46

セ
成功経験　22

ソ
ソーシャルサポート　6

タ
他人の力　7,69
対処の方法　5,45,48

ト
とらえ方　5,45,46
努力　6,65,66,67,85

ハ
バランス　3

フ
不健康な生活習慣に逆戻り
　しやすい状況　79

ヘ
変化のステージモデル　4,75

ホ
保健指導や患者指導で留意
　すべき点　36

マ
まずい　30,31,36,84

ム
無関心期　4,76,84

モ
モデリング　25,26
モデル　27
物のサポート　6,56

ヤ
8つのポイント　9,10
やる気の3原則　4
やる気を引き出す働きかけ　90

ヨ
よい　11,12,84

00874

【著者略歴】

松本　千明（まつもと　ちあき）

1989年　札幌医科大学医学部卒業
1989〜1991年　札幌徳洲会病院勤務
1991〜1996年　自治医科大学内分泌代謝科勤務
1996〜1999年　徳田病院内科外来非常勤勤務
1999年　大阪府立看護大学医療技術短期大学部臨床栄養学科卒業
2001年　ミシガン大学公衆衛生大学院健康行動健康教育学科修士課程修了

＜学会活動など＞
日本内科学会総合内科専門医
現在は，医療と保健の現場に健康行動理論とソーシャル・マーケティングを紹介するために講演を中心に活動中
ホームページ　http://homepage3.nifty.com/cmkenkou/

＜主な著書＞
「医療・保健スタッフのための　健康行動理論の基礎　生活習慣病を中心に」（医歯薬出版）
「医療・保健スタッフのための　健康行動理論 実践編　生活習慣病の予防と治療のために」（医歯薬出版）
「保健スタッフのための　ソーシャル・マーケティングの基礎」（医歯薬出版）
「保健スタッフのための　ソーシャル・マーケティング 実践編　行動変容をうながす健康教育・保健指導のために」（医歯薬出版）
「なりたい自分になる　健康ダイアリー　こころとからだのヘルスデザイン」（監修）（保健同人社）
「当直医のための救急マニュアル―救急処置編」（共訳）（エルゼビア・ジャパン）
「GO-WENT-GONE―ミシガン見聞録―」（文芸社）

やる気を引き出す8つのポイント
行動変容をうながす保健指導・患者指導　ISBN978-4-263-23504-1

2007年12月10日　第1版第1刷発行
2009年 1月20日　第1版第2刷発行

著　者　松　本　千　明
発行者　大　畑　秀　穂
発行所　医歯薬出版株式会社

〒113-8612　東京都文京区本駒込1-7-10
TEL.（03）5395-7618（編集）・7616（販売）
FAX.（03）5395-7609（編集）・8563（販売）
http://www.ishiyaku.co.jp/
郵便振替番号　00190-5-13816

乱丁，落丁の際はお取り替えいたします　　印刷・三報社印刷　製本・皆川製本所
Ⓒ Ishiyaku Publishers, Inc., 2007. Printed in Japan

本書の複製権・翻訳権・上映権・譲渡権・貸与権・公衆送信権（送信可能化権を含む）は，医歯薬出版㈱が保有します．

JCLS　＜日本著作出版権管理システム委託出版物＞
本書の無断複写は，著作権法上での例外を除き禁じられています．複写される場合は，そのつど事前に日本著作出版権管理システム（FAX 03-3815-8199）の許諾を得てください．

行動変容をサポートする
保健指導 バイタルポイント

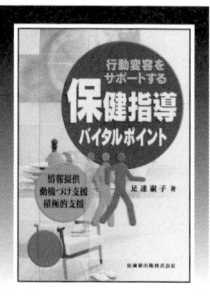

情報提供
動機づけ支援
積極的支援

あだち健康行動学研究所 所長
足達淑子 著

B5判・120頁
定価2,310円(本体2,200円 税5%)
ISBN978-4-263-72019-6

- 平成20年度からの「標準的な健診・保健指導プログラム」では、メタボリックシンドロームに焦点をあてた健診と保健指導が医療保険者に義務づけられた。そこでのキーワードは行動変容とセルフケア推進である。
- 現場の指導者向けに「情報提供」「動機づけ支援」「積極的支援」という特定保健指導における断層化された指導区分に沿って、行動療法の立場から押さえておきたい必要不可欠なエッセンスをまとめ解説。

― 本書のおもな目次 ―
1章 総論 保健指導を始める前に押さえておきたい基本事項
2章 情報提供
3章 動機づけ支援
4章 積極的支援

行動変容のための
面接レッスン
行動カウンセリングの実践

実例DVD付
―習慣変容のための初回面接―

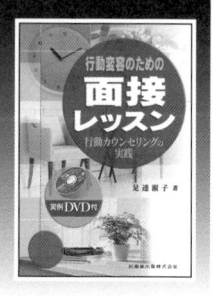

あだち健康行動学研究所 所長
足達淑子 著

コミュニケーション能力に磨きをかけて、
ライフスタイルのカウンセラーを目指そう！

B5判・128頁
定価3,570円(本体3,400円 税5%)
ISBN978-4-263-70556-8

- 面接(行動カウンセリング)技術をQ&A形式でやさしく解説した入門書！
- 読者自身の面接方法や習慣をチェックする「セルフチェック」、スキルアップに役立つ「今日からできる実践課題」を収載。日常生活の中で、無理なく面接技術がレベルアップできる！
- DVDでは、実際の面接例(面接の良い例、悪い例、クライアントの準備性のみきわめと対応)を紹介。

― 本書のおもな目次 ―
指導者から生活支援のカウンセラーに
基礎編 行動カウンセリングを始める前に
実践編 Part-1: 初回面接
実践編 Part-2: 次回以降の面接
付録 DVD解説書: 習慣変容のための初回面接―行動カウンセリングの実際

●弊社の全出版物の情報はホームページでご覧いただけます。http://www.ishiyaku.co.jp/

医歯薬出版株式会社 ／ ☎113-8612 東京都文京区本駒込1-7-10
TEL. 03-5395-7610
FAX. 03-5395-7611

2008年12月作成.IS

◇行動療法の理論と実践をつなぐ手引き書！

ライフスタイル療法 I
生活習慣改善のための行動療法　第3版

好評！

■足達淑子（あだち健康行動学研究所所長）編

- 難解であるというイメージの「行動療法」を，誰にでも有用であるという意味を込めて，新しく「ライフスタイル療法」という用語を提唱し，健康増進，生活習慣病などのコントロールの方法をわかりやすく解説．
- 第3版では，「睡眠」と「高血圧」を新たなテーマとして加えた．そのほかにも「体重コントロール」を肥満治療ガイドラインとメタボリックシンドロームの診断基準に合わせ内容を見直し，全面的に最新知見を盛り込んだ最新版．

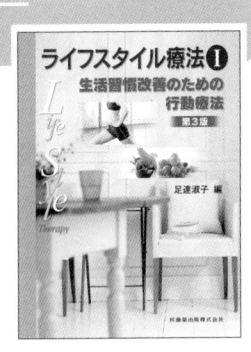

■内容構成
1. ライフスタイル療法を始める前に
2. セルフケアを促すカウンセリング
3. ライフスタイルへのアプローチ
4. 病態別のアプローチ

A4変型判・188頁
定価3,150円
（本体3,000円　税5%）
ISBN978-4-263-70335-9

◇行動療法による体重コントロール・減量教育を目指した，指導用実践マニュアル！

ライフスタイル療法 II
肥満の行動療法

好評！

■足達淑子（あだち健康行動学研究所所長）著

- 肥満の指導で経験するさまざまな場面を想定し，クライアントの行動や習慣を変える行動療法の技法をわかりやすく具体的に紹介（69項目）．
- 肥満治療の最新知見を盛り込み，見開き構成で要点を箇条書きでより実践的に解説．図表・イラスト多用．

■内容構成
- I. 行動療法に基づいた指導とはどのようなものか
- II. 体重コントロールに必要な生理学的な知識
- III. 指導を具体化するプログラム作成
- IV. 肥満の行動療法の実際
- V. 体重維持のための具体的方法
- VI. 体重に関連した特別な状況とことがら

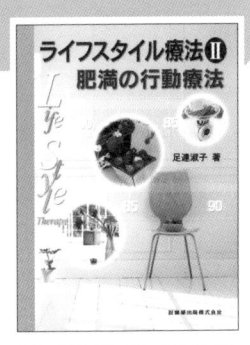

A4変型判・192頁
定価3,360円
（本体3,200円　税5%）
ISBN978-4-263-70486-8

●弊社の全出版物の情報はホームページでご覧いただけます．http://www.ishiyaku.co.jp/

医歯薬出版株式会社／〒113-8612 東京都文京区本駒込1-7-10
TEL.03-5395-7610
FAX.03-5395-7611

2007年2月作成 TP

松本千明先生著
医療・保健スタッフのための 好評書のご案内

プロフィール 松本千明 先生

日本内科学会総合内科専門医，栄養士，公衆衛生学修士（ミシガン大学公衆衛生大学院健康行動健康教育学科卒業）現在は，医療と保健の現場に，健康行動理論とソーシャル・マーケティングを紹介するための講演を中心に活動中．
URLは，http://homepage3.nifty.com/cmkenkou/

保健スタッフのための
ソーシャル・マーケティング 実践編
行動変容をうながす健康教育・保健指導のために

■B5判 100頁 定価2,520円（本体2,400円 税5％） ISBN978-4-263-23507-2

- ソーシャル・マーケティングの枠組みに基づいた健康教育の進め方について，7つのステップに分けて解説．
- ワークシートを用いて，無理なく実践につなげられるように工夫をこらした．
- 筆者による実践をベースにした事例を上げ，健康教育に取り組むに際し，実際にどうソーシャル・マーケティングを進めていけばよいのかが具体的にイメージしやすいよう情報を収載した．

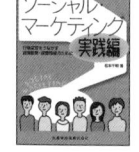

保健スタッフのための
ソーシャル・マーケティングの基礎

■B5判 80頁 定価1,890円（本体1,800円 税5％） ISBN978-4-263-23447-1

- 地域保健，産業保健，学校保健などの保健分野の現場スタッフが，マーケティングの考え方や技術をしっかりと理解し，"健康教育プログラム"への応用について順を追って無理なく学んで現場に応用できるようまとめた"ソーシャル・マーケティング"の入門書．
- 日本でも保健分野への"ソーシャル・マーケティング"の本格的導入が期待される現在，"ソーシャル・マーケティング"について理解し，保健現場に応用することで，健康教育プログラムの「計画-実施-評価」のプロセスをより効果的・効率的に行える可能性を広げるために必須の内容を盛り込んだ．

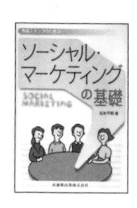

やる気を引き出す8つのポイント
行動変容をうながす 保健指導・患者指導

■A5判 110頁 定価1,680円（本体1,600円 税5％） ISBN978-4-263-23504-1

- 病気の予防や治療が必要な対象者の「やる気」を，いかに効果的に引き出し，生活習慣の改善を指導するかを，8つのポイントで明示．
- 分りやすい言葉で，コンパクトにまとめた8つのポイントで，今まで困難だった指導の悩みをスッキリ解決！ 指導に携わるスタッフ必携の1冊!!

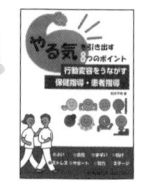

医療・保健スタッフのための
健康行動理論の基礎 生活習慣病を中心に

■B5判 108頁 定価1,890円（本体1,800円 税5％） ISBN978-4-263-23337-5

- 対象者の健康に関する行動の変容と維持に関して，スタッフ間で共通の"言葉"でディスカッションができるようになる．
- 健康行動理論とその尺度を用いることによって，対象者の現在の状況が把握でき，介入計画の立案や実行とその評価が可能になる．

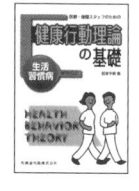

医療・保健スタッフのための
健康行動理論 実践編 生活習慣病の予防と治療のために

■B5判 92頁 定価1,890円（本体1,800円 税5％） ISBN978-4-263-23393-1

- 前著「健康行動理論の基礎」で取りあげた7つの健康行動理論をいかに応用したらよいかに焦点を絞り，わかりやすく使いやすい方法を提示した実践編．
- 健康行動理論の観点から，患者のやる気とアドヒアランスを高めるための働きについて，食事療法，運動療法，薬物療法，手技（インスリン注射），健康増進プログラムへの参加などをめぐり，症例を基に具体的に解説．

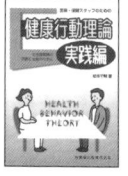

医歯薬出版株式会社 / ✉113-8612 東京都文京区本駒込1-7-10 / TEL. 03-5395-7610 FAX. 03-5395-7611 / http://www.ishiyaku.co.jp/

2008年12月作成.IS